KB262307

다이어트를 위한 Point YOGA

Point YOGA

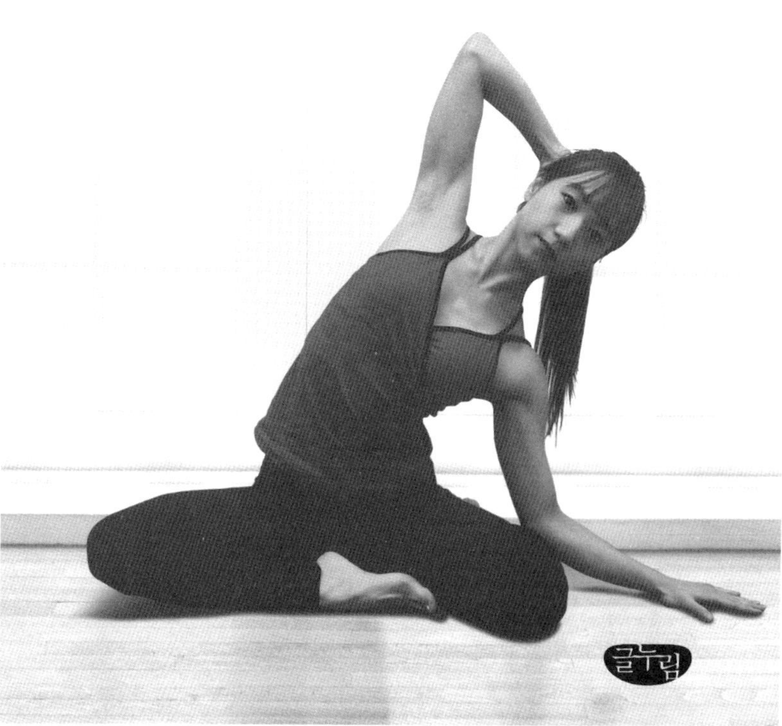

머리말

   비만은 섭취하는 영양소가 그에 걸맞은 신체활동으로 연계되지 못하는 생활이 습관화되면서 생기는 현대인의 질병이다. 인간의 신체가 석기시대 이후 장구한 세월 동안 축적해온 유전자의 메커니즘이 급속한 산업화 속에 적응하지 못한 상태가 비만이라 보기도 한다. 하지만, 유전적 원인이나 여러 병리적인 원인을 제외하고 나면, 비만의 원인 대부분은 불규칙한 식습관과 영양 과다섭취, 심각한 운동 부족에서 온다.

   이 책에서 제안하는 '다이어트를 위한 요가 수행'은 폭식과 편식, 운동 부족, 우울증 같은 여러 원인을 해소하는 요가 동작 수련에 초점을 맞추었다.

   책의 구성은 '신체교정을 위한 포인트 요가'와 짝을 이루어 신체의 기혈을 푸는 준비 동작인 파반묵타(1장), 다이어트에 효과적인 아사나 요가 동작(2장), 마무리 과정인 휴식과 명상과 호흡(3장)으로 구성했다.

　다이어트를 위한 요가는 매일 반복해서 수행하면 다이어트에 매우 효과적이다. 하지만 처음부터 무리해서 동작을 따라하다 보면 신체에 무리가 올 수 있다. 단계에 따라 완성도를 높여가다 보면 어느 사이엔가 자신이 동작을 그대로 따라하며 신체 부위를 아름답고 탄력 있게 가꿀 수 있다는 자신감으로 충만할 것이다.

　이 책은 사진을 보면서 스스로 동작을 취할 수 있도록 사진을 배치했다. 요가 동작을 통해 다이어트 효과를 누리고 다른 이들에게 자신의 경험을 전파하는 능력 있는 전문지도자로 발돋움하기를 간절히 바랄 뿐이다.

2016년 2월
저자

차 례

Point YOGA

비만의 원인

비만은 평소에 섭취하는 영양분에 비해 에너지 소비가 적을 때 남은 에너지가 체지방의 형태로 축적되는 현상이다. 또한, 다양한 신경내분비학적 물질들과 에너지 대사에 관련되는 여러 요소들의 이상이 유전적, 현상학적으로 복잡하게 관련되어 나타난다. 단순 비만으로는 불규칙한 식습관, 과다한 음식섭취, 운동부족이 원인이며, 중후성 비만은 내분비계통 질환, 유전적 요인, 정신적 요인 및 약물 등에 의한 요인이다.

* 폭식과 편식
* 지나친 운동부족
* 비정상적 혈액순환(의료진의 진단 필요)
* 잘못된 운동(자신의 신체체크 없이 맞지 않는 운동 반복)
* 신체의 치우침, 잘못 된 습관, 잘못된 다이어트
* 정신적 상처, 우울증

위의 요인들이 비만의 원인이므로 정확하게 체크한 후 자신에게 맞는 적절한 운동법을 택해야 한다.

1장

파반묵타 - 기혈풀기

'기혈풀기'는 요가를 시작하기 전 심장의 무리를 막아주고 온몸의 기혈, 관절을 자연스럽게 풀어주는 미세한 동작을 말한다. 처음 요가를 시작할 때에는 기혈풀기를 하루에 한번씩 해주며, 서서히 간격을 두고 수행해 나간다.

기혈풀기는 발→손→어깨→팔→옆구리→폐→척추→목→다리 등의 순서로 자세를 충분히 인지하며 서서히 진행해 준다.

1) 발 기혈풀기

다리를 앞으로 쭉 펴고 앉아서 시작한다. 좌우로 힘을 빼고 발을 흔들어 준 다음, 바닥으로 처진 쪽 발을 먼저 무릎

위에 올려놓는다. 발목 돌리기를 좌우 10회 정도 해준다. 발바닥의 부위를 움푹 파인 주먹으로 강하게 쳐주기를 10회 정도 해 준다. 발끝 내려주고 올려주기, 무릎 누르기를 해준 다음, 발을 안쪽 허벅지에 붙여놓은 상태에서 깍지를 끼고 펴진 발을 감싸고 이마를 내려서 숙여주고 양팔은 옆으로 벌려서 가슴을 확장시킨다(내방 전굴 자세). 다시 발을 흔들어주고 발을 가슴 쪽으로 당겼다가 바닥으로 내리기를 반복해주며 마무리한다. 좌, 우를 서서히 한 번씩 진행한다.

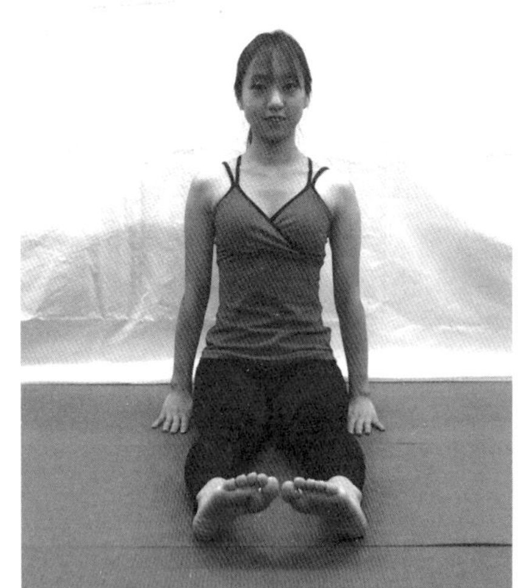

2

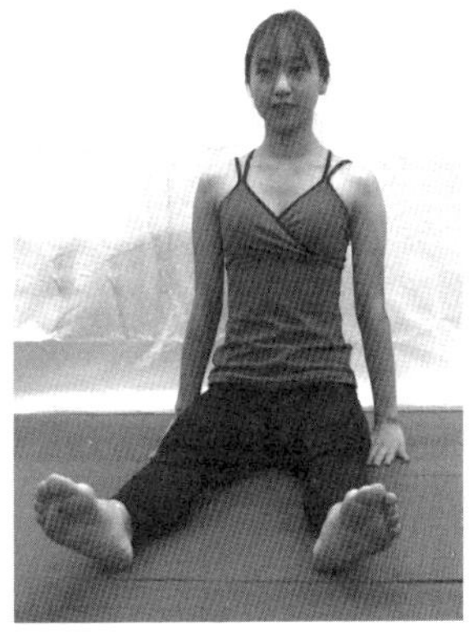

3

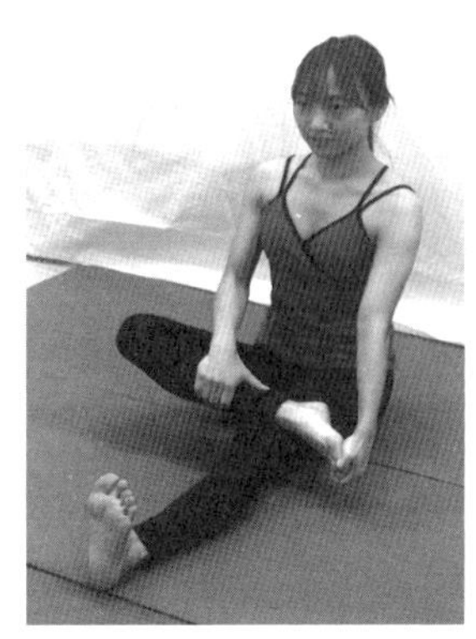

4

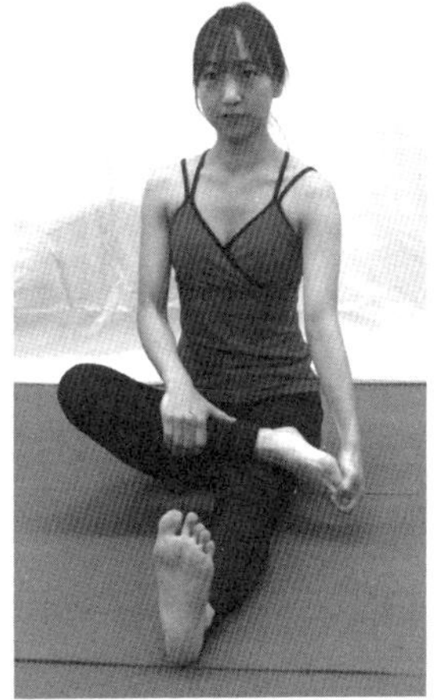

5

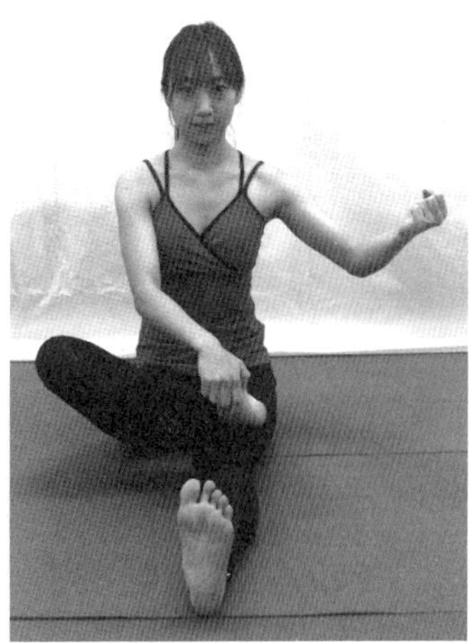

발목 좌우로 돌리기

6

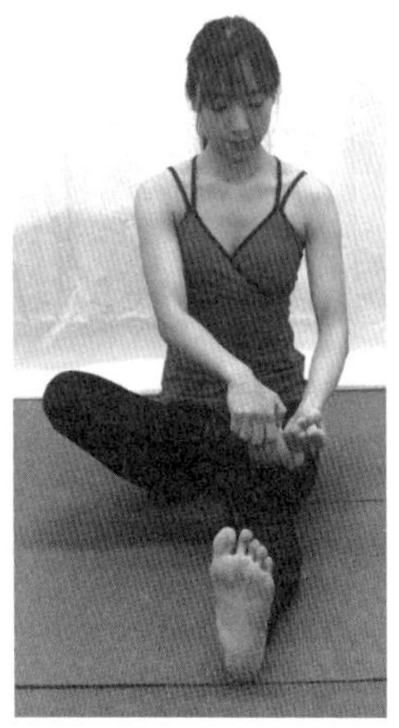

움푹 파인 부위 쳐주기

7

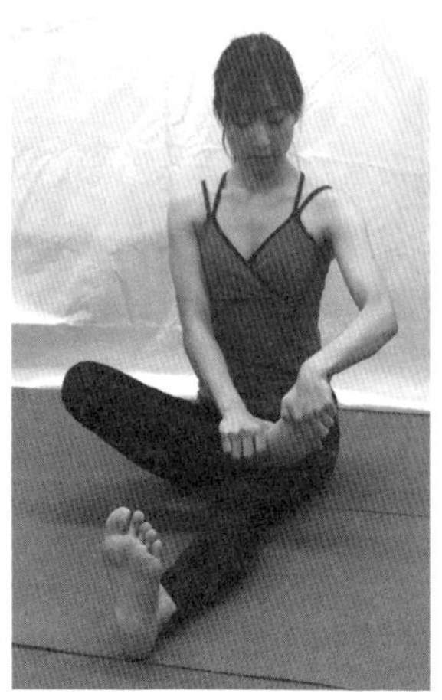

처진 발은 위로 들어올리고
반대편 발은 내려주기

8

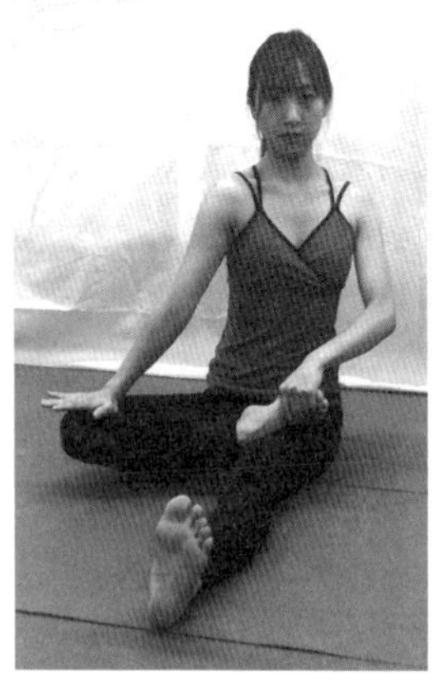

9

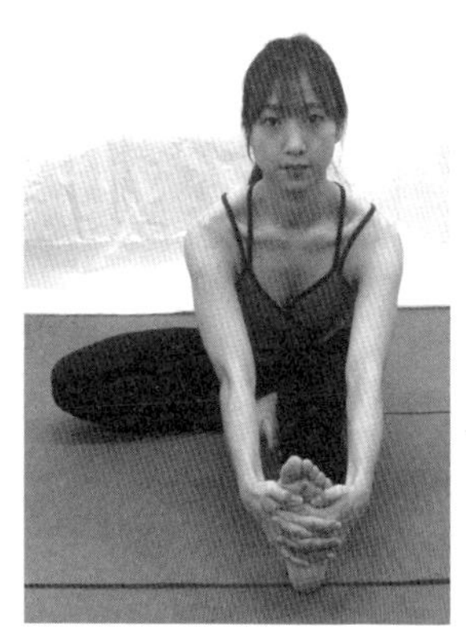

10

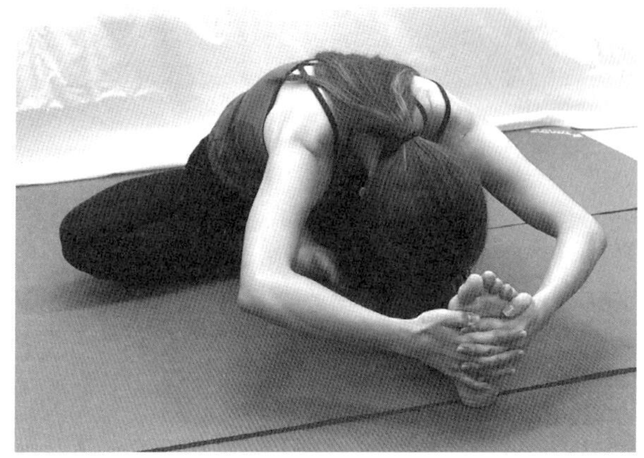

팔꿈치는 들어서 옆으로 유지한다

11

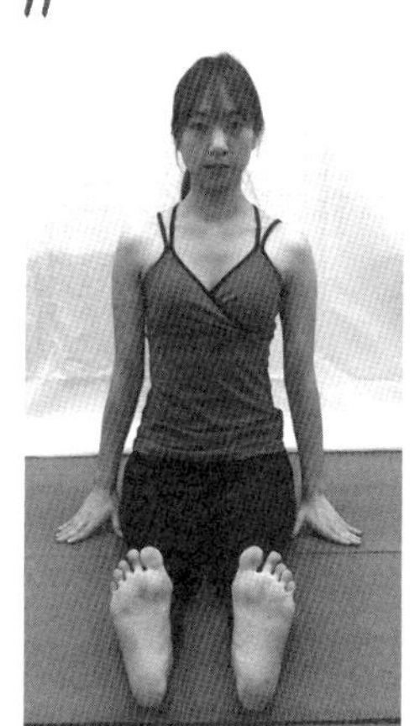

척추를 반듯하게 편다

12

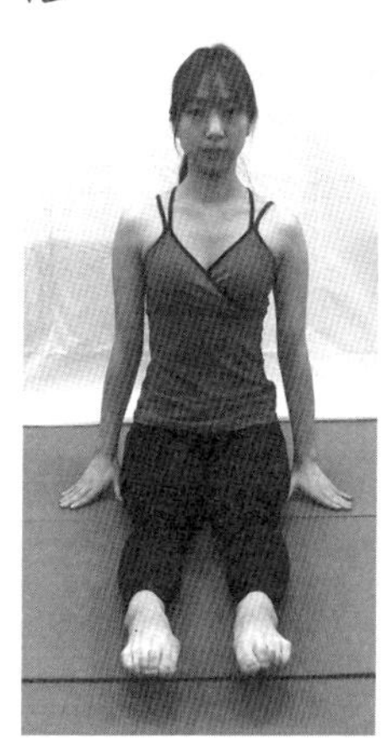

발의 피로를 풀어주는 효과.

발목 통증을 완화시켜 주는데 효과적.

뒷다리 근육의 경직을 풀어줌.

아사나 시작하기 전 기혈을 풀어주는 효과.

2) 손 기혈풀기

'손 기혈풀기'는 반가부좌나 가부좌 자세로 시작한다. 두 손을 가슴 앞으로 쭉 펴고 손바닥은 바닥을 향하게 한다. 손목을 위로 올려주기(들이쉬는 숨), 아래로 젖혀 주기(내쉬는 숨)를 5회 정도 반복한다. 다음으로 손가락 하나씩을 완전히 감싼 다음 가슴 쪽으로 당겨주기를 해준다. 마무리 동작으로 손 털어주기를 하며 정리한다. 손목의 기혈풀기로 이어간다. 손가락 방향을 가슴 쪽을 향해 바닥을 짚는다. 손등을 반대 손으로 눌러주며 손목에 자극을 준다. 들이쉬는 숨으로 척추를 펴주고 그 상태에서 가슴을 깊게 뒤로, 턱은 쇄골 쪽으로 당긴 다음 숨을 내쉰다. 숨을 들이쉬면서 다시 얼굴을 들고 척추를 펴준다. 3~4회 반복 후 팔을 풀어 손을 털며 마무리 한다.

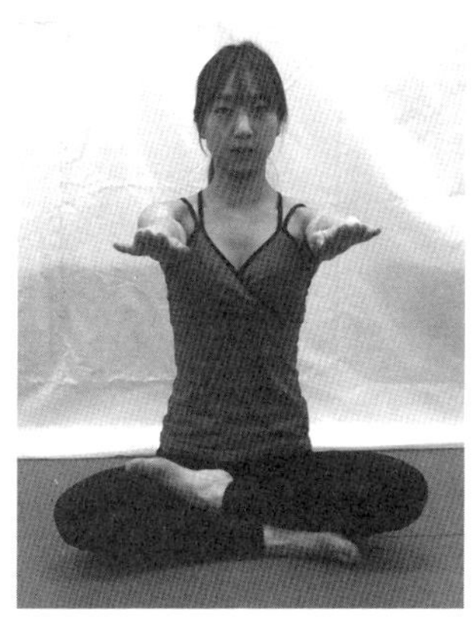

1

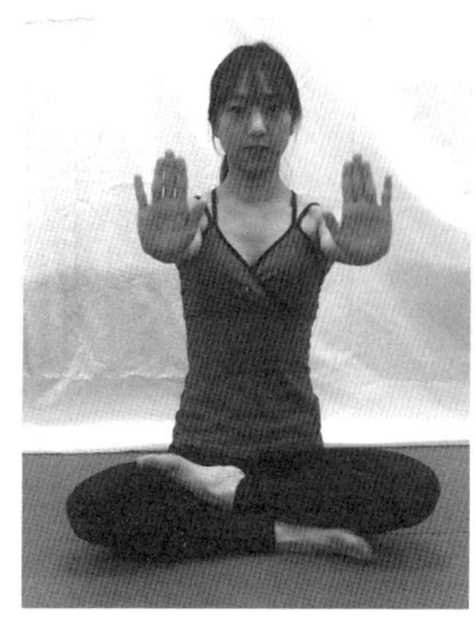

2

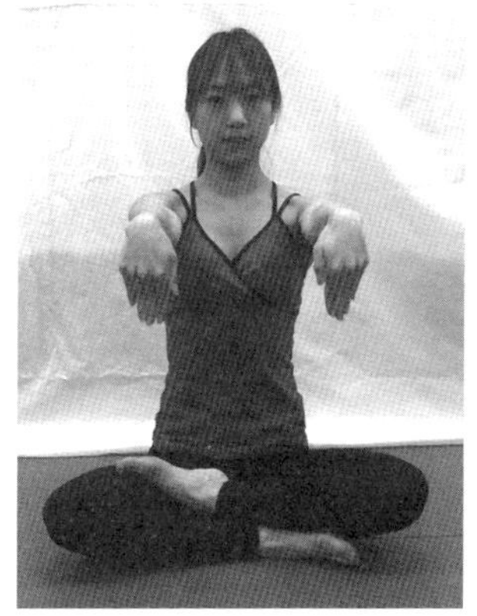

3

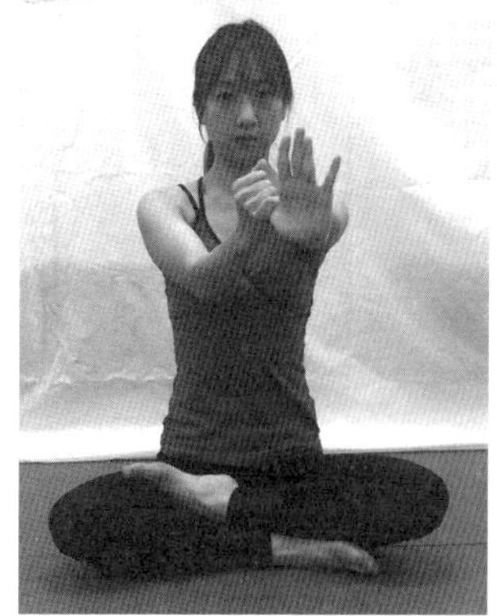

4

팔을 굽히지 않고 유지를 유지한다

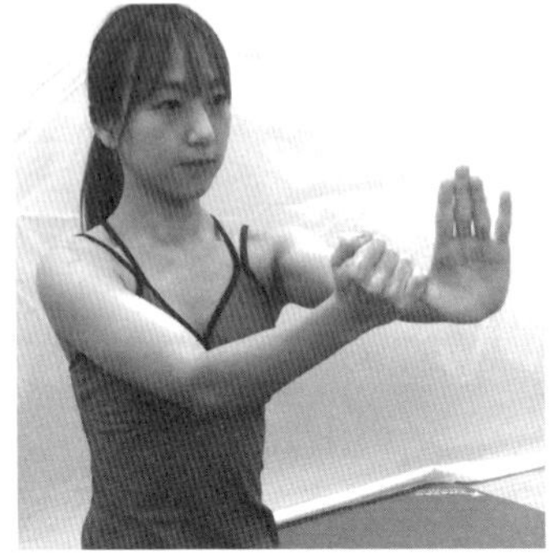

손가락 전체를 감싸준다

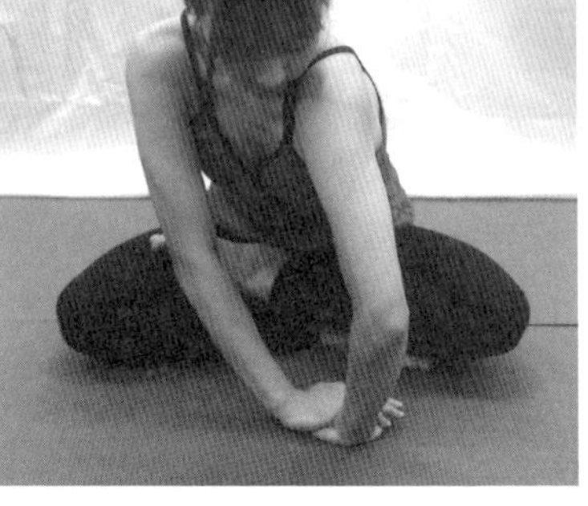

손바닥을 바닥에 밀착시킨다

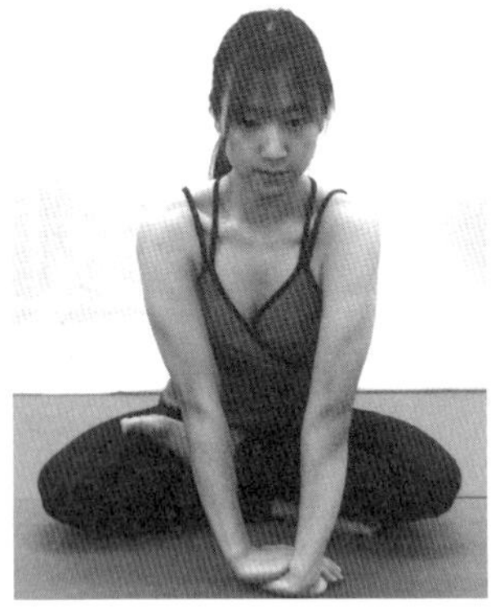

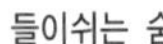

들이쉬는 숨

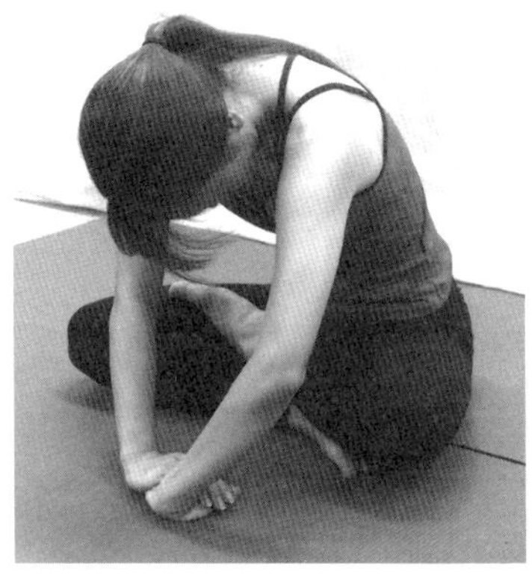

내쉬는 숨

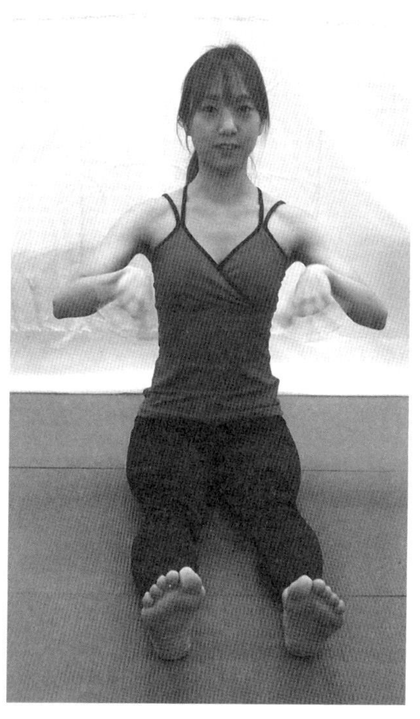

효과

손목, 손가락 경직을 풀어줌.

손목 통증 완화.

아사나를 시작하기 전 기혈을 풀어주는 효과.

3) 어깨 기혈풀기 I, II

어깨 기혈풀기 1. 반가부좌나 가부좌 자세로 시작한다. 척추를 펴고 두 팔은 수직으로 머리 위로 들어올린다. 손바닥끼리 마주보고 숨을 들이쉰 상태이다. 두 팔을 한 번에 툭 떨어뜨리면서 엄지손가락을 쇄골의 움푹 파인 부위에 살짝 고정시킨다. 이 동작은 숨을 내쉰 상태이다. 엄지손가락을 고정시킨 상태에서 팔꿈치를 안으로 세 번, 밖으로 세 번씩 돌려준다. 호흡을 편하게 하는 상태에서 반복해준다. 이때 척추가 무너지지 않도록 주의하며 어깨를 최대한 크게 돌리도록 노력한다.

어깨 기혈풀기 2. 반가부좌나 가부좌 자세로 시작한다. 척추를 반듯하게 편 상태에서 들이쉬는 숨으로 한쪽 팔을 머리 뒤로 넘겨 팔꿈치가 위를 향하도록 한다. 숨을 내쉬면서 반대쪽 손으로 팔꿈치를 잡아서 당겨준다. 이때 몸이 기울어지지 않도록 유의한다. 어깨와 팔에 자극을 의식한다. 마무리 동작으로 어깨를 돌려주고 어깨를 위 아래로 움직여준다.

1-1

1-2

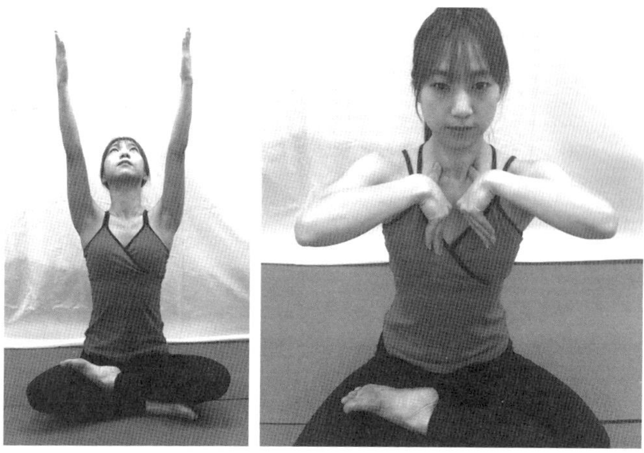

엄지손가락을 고정시킨다

1-3

1-4

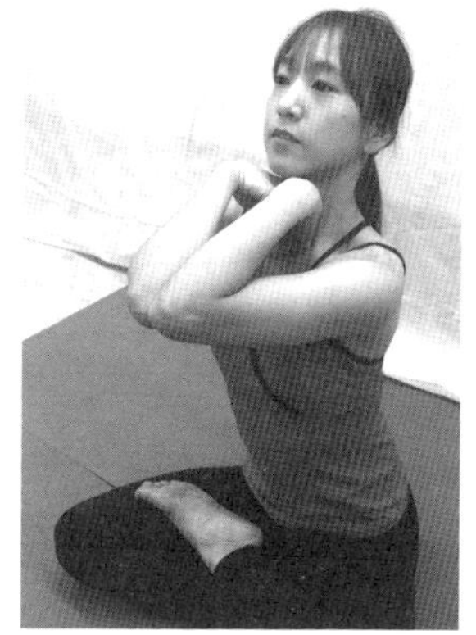

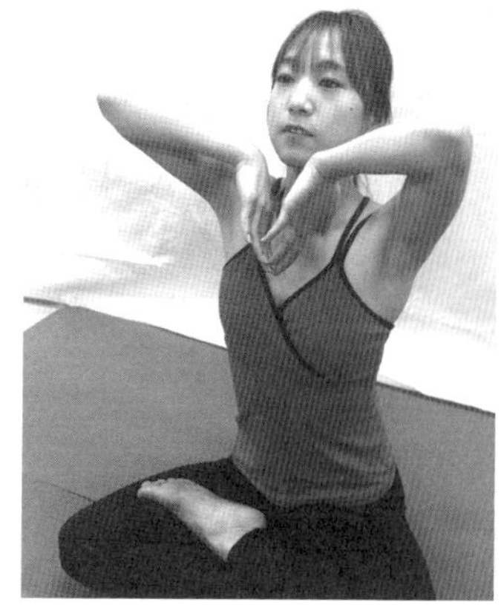

엄지손가락 고정

1-5
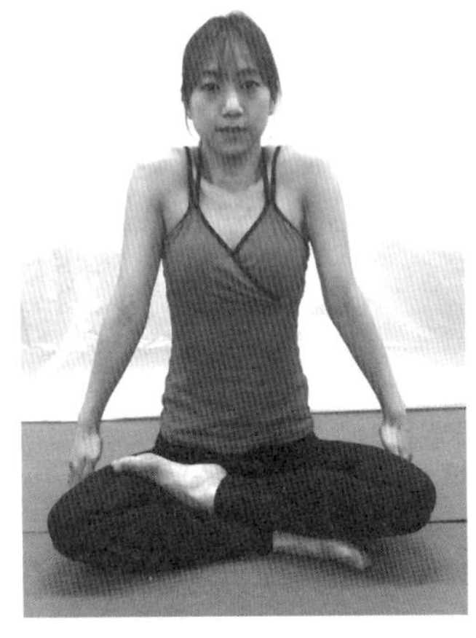

1-6
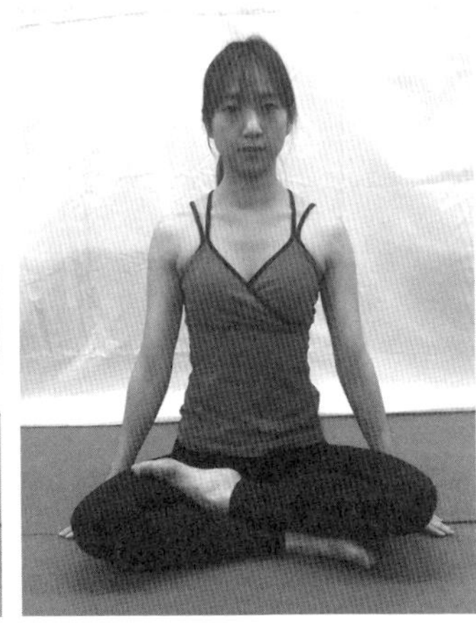

11-1
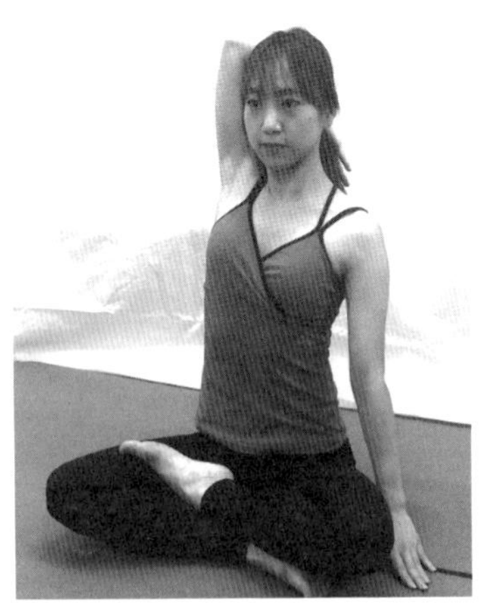

11-2
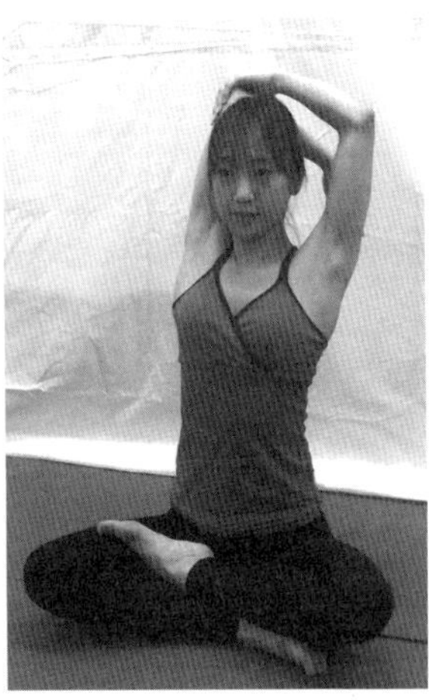

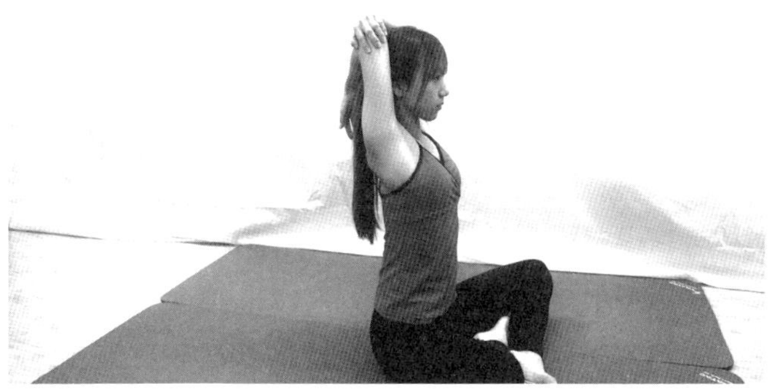

효과

어깨와 팔의 경직을 풀어줌.

팔뚝의 군살 제거에 효과. 척추를 반듯하게 펴주는 효과.

아사나를 시작하기 전 기혈을 풀어주는 효과.

4) 팔꿈치 기혈풀기

‘팔꿈치 기혈풀기’는 반가부좌나 가부좌 자세로 시작한다. 두 팔을 가슴 앞에서 교차시켜 손바닥끼리 잡는다. 팔을 편 상태를 유지하며 두 손을 가슴 앞에서 바깥으로 빼준다. 숨을 들이쉬면서 잡은 손을 들어올린다. 시선은 손을 따라간다. 숨을 충분히 내쉬며 자세를 유지한다. 서서히 두 팔을 가슴 안쪽으로 돌린 다음, 빼주고 손을 풀어서 털어준다. 손목, 팔꿈치, 팔뚝 등에 자극이 온다. 자세가 많이 힘들 때에는 동작을 무리해서 취하지 않는다. ① ②번을 먼저 반복하고 충분히 인지되어 편해지면 마무리까지 이어간다.

1

2

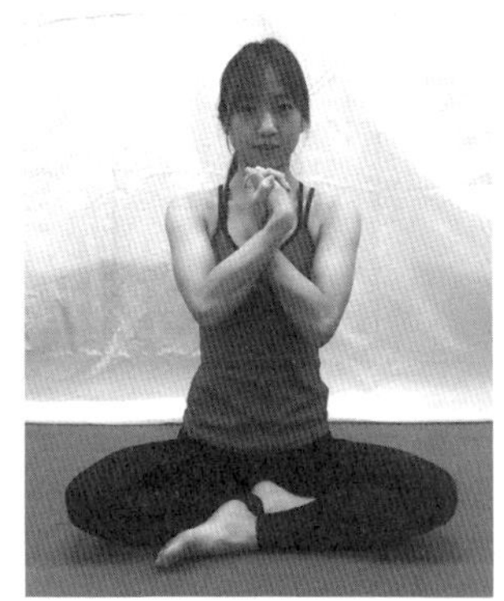

3

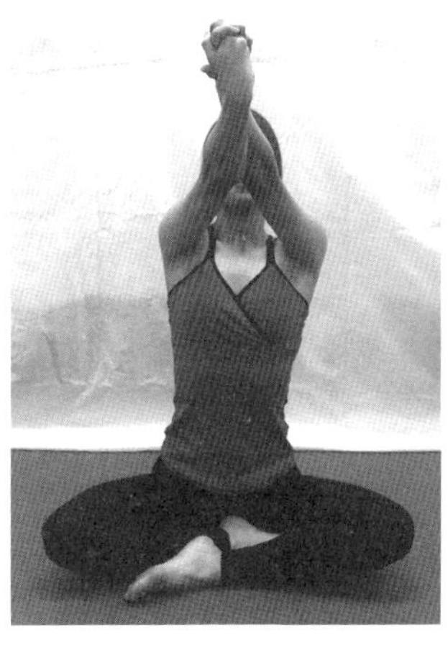

4

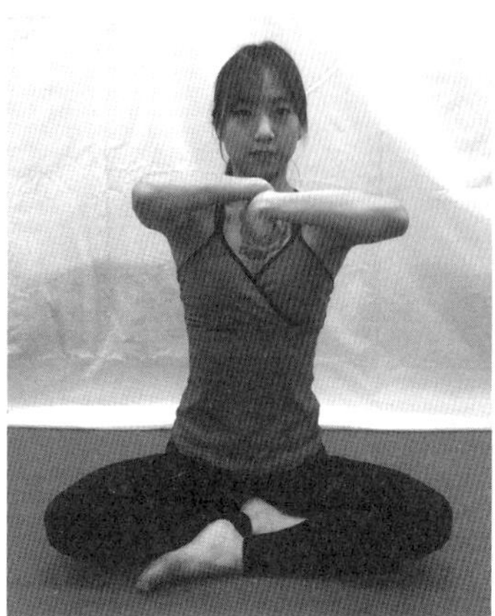

손목이 꺾이지 않도록 주의한다

5

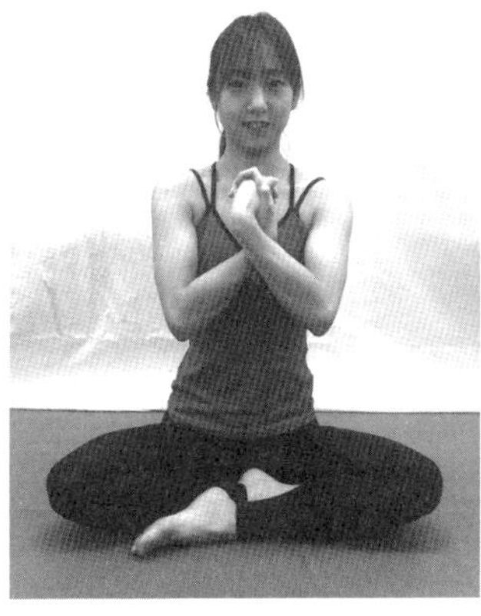

6

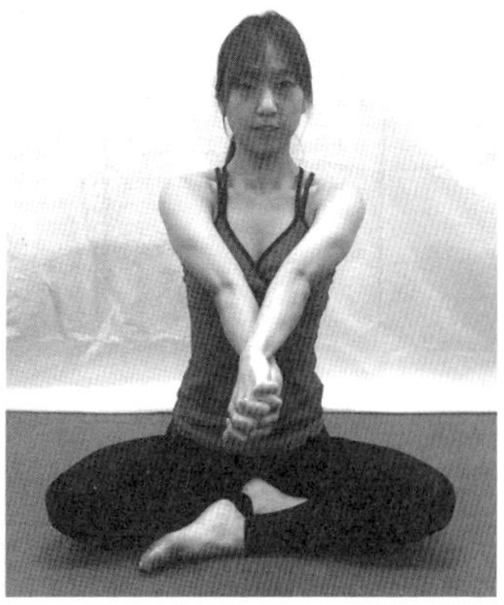

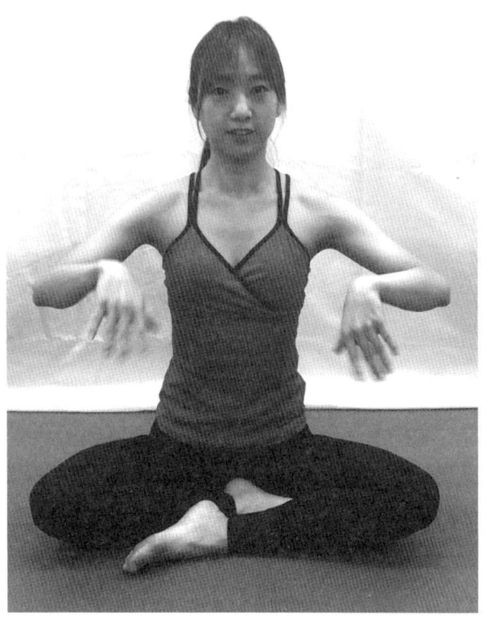

효과

팔의 경직을 풀어줌.

팔 안쪽 근육을 풀어주고 군살 제거에도 효과적임.

아사나를 시작하기 전 기혈을 풀어주는 효과.

5) 옆구리 기혈풀기

'옆구리 기혈풀기'는 반가부좌나 가부좌 자세로 시작한다. 한쪽 팔을 엉덩이 옆 바닥에 내려놓는다. 반대편 팔을 수직으로 들어서 들이쉬는 숨에 옆구리를 늘리면서 기울여준다. 이때 척추가 굽어지지 않도록 팔을 최대한 어깨와 같은 선상에서 똑바로 내려준다. ④번은 팔이 지나치게 앞으로 내려와 있기 때문에 척추, 견갑골이 바르게 펴지지 않은 상태이다. 시선은 위 손바닥을 보며 숨을 충분히 내쉰다. 자세가 인지되었으면 서서히 원위치로 돌아와 옆구리를 좌우로 움직여주며 호흡을 정리하고 반대쪽을 진행한다. 이때 엉덩이가 들리지 않도록 주의한다.

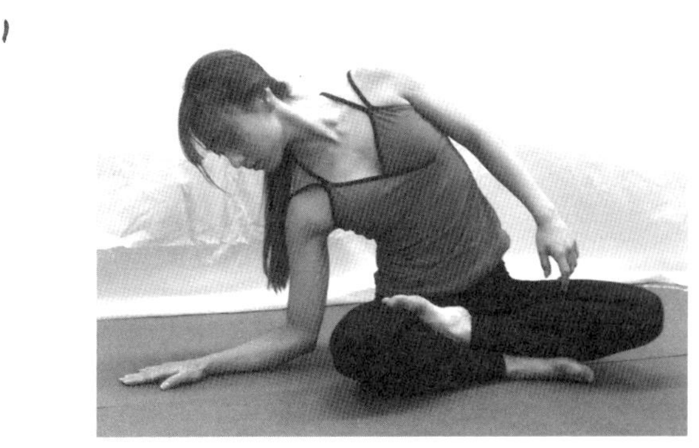

팔꿈치 위치는 엉덩이와 같은 라인

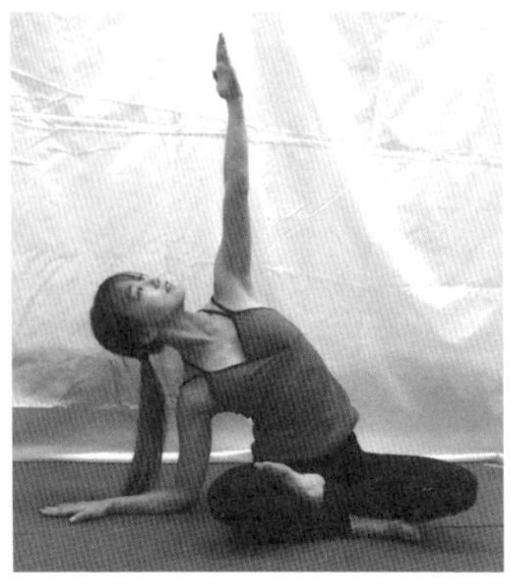

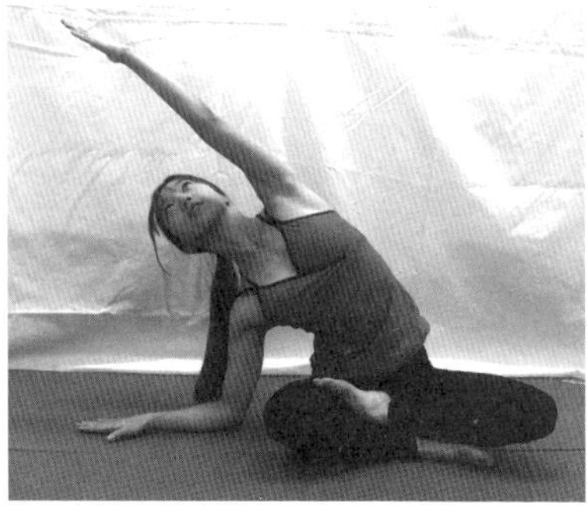

팔을 최대한 뒤로 보냄

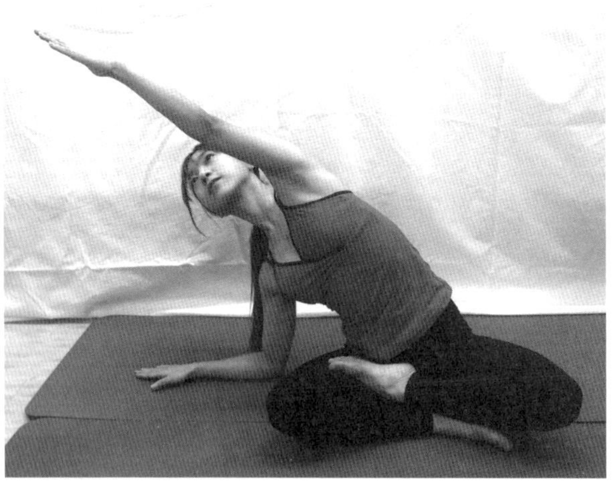

틀린 자세 : 팔이 앞으로 와 있다

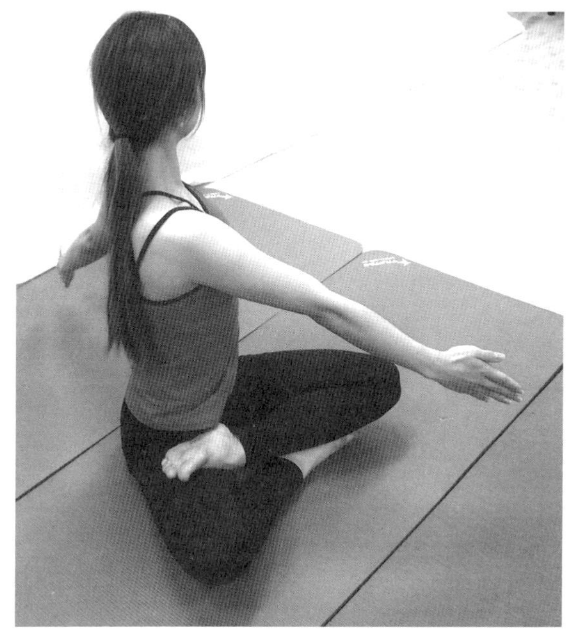

몸통을 좌우로 돌리며 마무리한다

효과

옆구리의 경직을 풀어줌.

옆구리의 군살 제거에 효과적.

아사나를 시작하기 전 기혈을 풀어주는 효과.

6) 폐 기혈풀기

'폐 기혈풀기'는 반가부좌나 가부좌 자세로 시작한다. 가슴 앞에서 합장한 상태에서 서서히 숨을 들이쉬면서 두 팔을 위로 들어올린다. 이때 시선은 손을 따라간다. 그 상태에서 깍지를 끼고 팔 전체를 머리 뒤로 넘긴다. 두 검지를 펴서 수직으로 당기는 효과를 높여준다. 이때 시선은 정면 코 끝 방향의 먼 곳을 본다. 숨을 내쉬며 자세를 충분히 유지하고 두 팔을 풀어 서서히 옆으로 내리면서 무릎 위에 올려놓는다. 충분한 호흡으로 가슴을 들어 올리고 떨어뜨리고를 반복하며 편안한 호흡으로 마무리한다. 이 자세는 '앉아서 산 자세'라고도 한다.

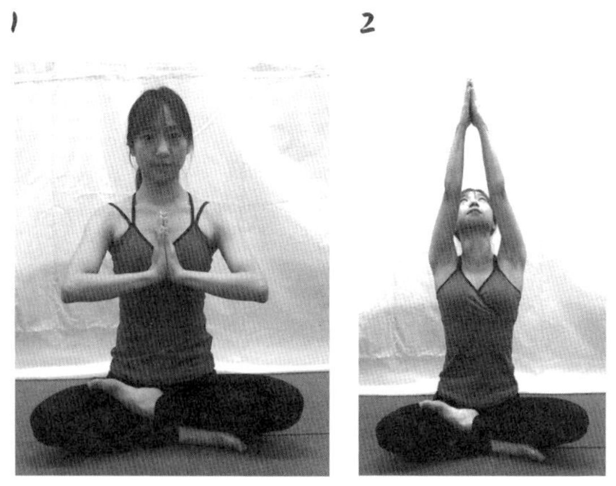

3

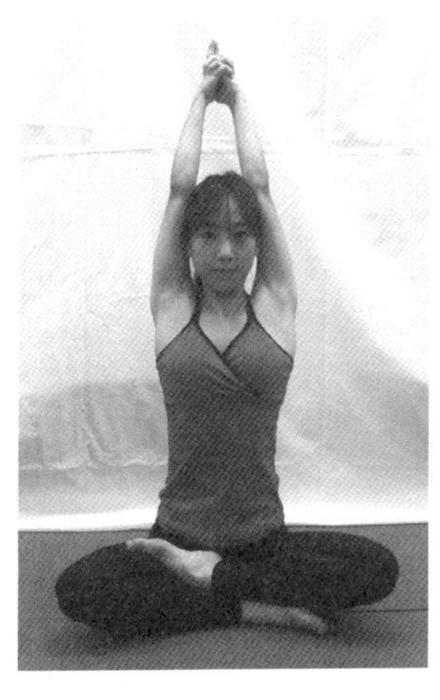

손바닥이 벌어지지 않도록 하고
팔이 굽혀지지 않도록 유의한다

4

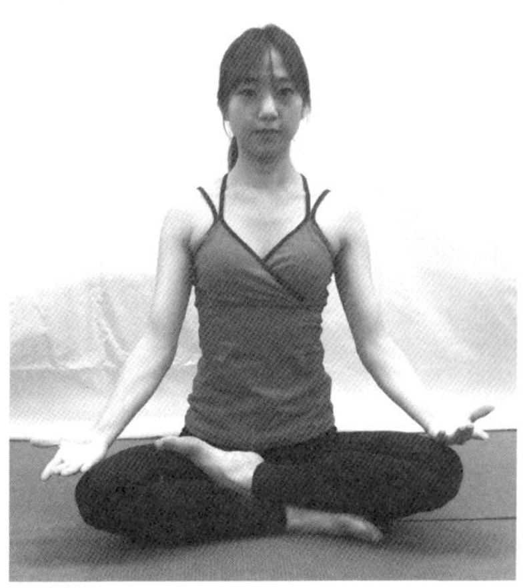

숨을 들이쉰 상태의 동작

5

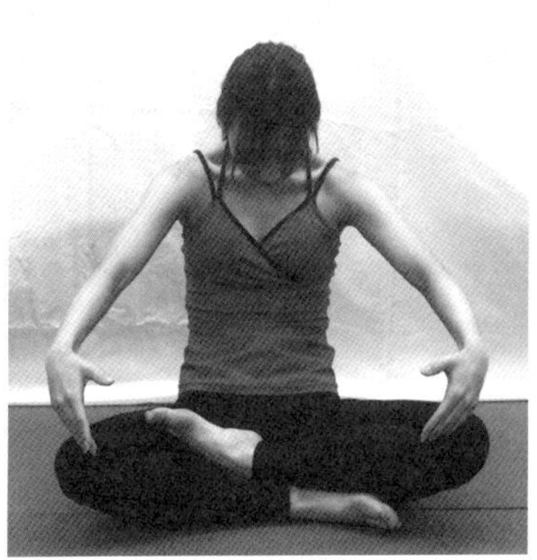

숨을 내쉬는 상태의 동작

폐의 긴장을 풀어주고 몸의 무리를 막아주는 효과.

호흡을 깊게 느낄 수 있게 해주는 효과.

아사나를 시작하기 전 기혈을 풀어주는 효과.

7) 척추 기혈풀기

반가부좌나 가부좌 자세로 시작한다. 두 팔을 앞으로 나란히 하듯 뻗어주는데 손바닥은 바깥을 향하게 만든다. 들이쉬는 숨에 두 팔은 등 뒤에서 깍지를 낀다. 턱을 쇄골 쪽으로 당기며 깍지 낀 두 팔을 등 뒤에서 길게 펴준다. 숨을 충분히 내쉬고 자세를 유지한다. 당긴 팔을 엉덩이 뒷편 바닥을 살짝 짚고 들이쉬는 숨에 가슴을 들어 확장시키고 얼굴은 하늘을 바라본다. 이때 숨을 길게 내쉰다. 다시 상체를 숙여서 이마를 바닥으로 향하고 깍지 낀 팔은 들어서 머리 쪽으로 당겨준 다음, 숨을 충분히 내쉬고 편안한 호흡으로 돌아온다. 깍지 낀 팔을 풀어 옆쪽 바닥에 가만히 내려놓는다. 이때 손바닥이 위를 향하게 한다. 서서히 척추를 움직여주며 수축 이완을 해가며 마무리한다.

1

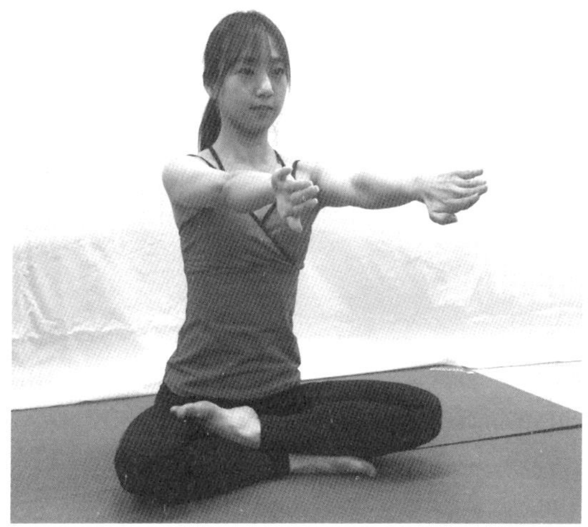

숨을 들이쉰다

2

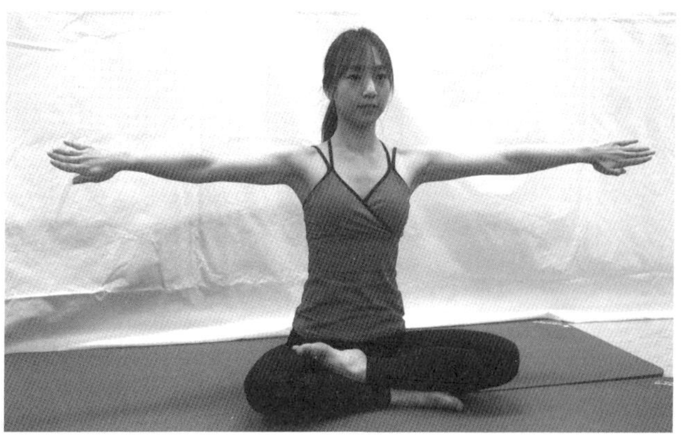

3

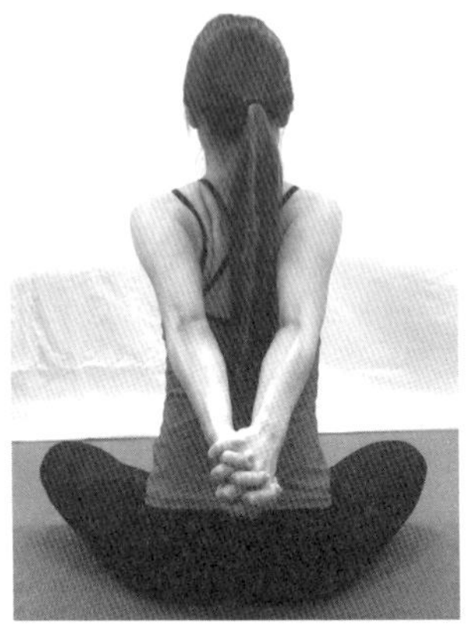

손바닥이 떨어지지 않게 동작을 유지함

4

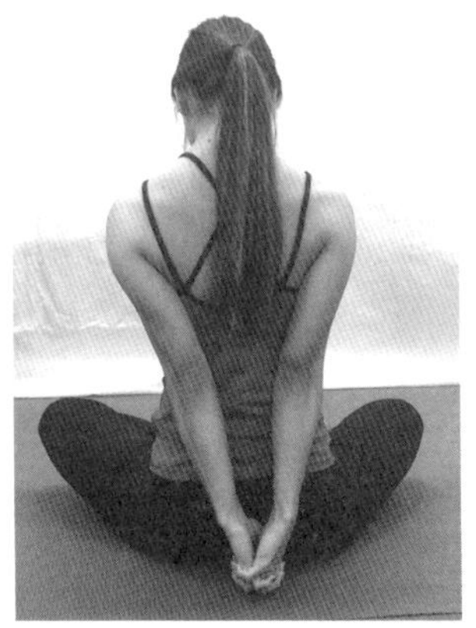

턱 쇄골 쪽으로 당기기

5

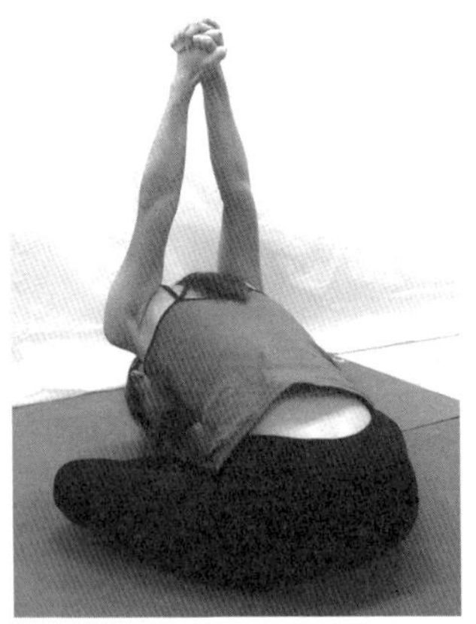

6

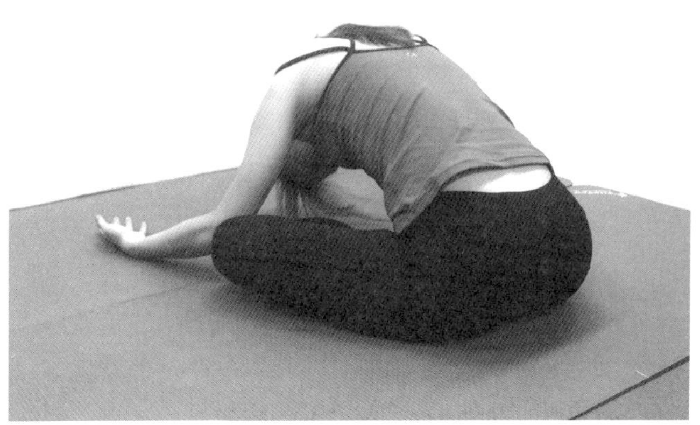

편안한 호흡으로 척추를 쉬게 해줌

7  8

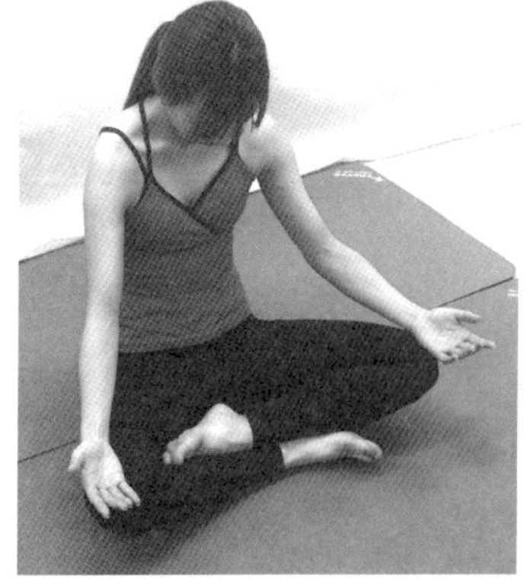

다시 한번 척추의 마디마디를 느끼면서 척추
를 수축 이완시킨 다음 동작을 마무리함.

척추에 영양을 골고루 제공해주는 효과.

척추의 경직이 풀림.

몸통이 유연해지는 효과.

아사나를 시작하기 전 기혈을 풀어주는 효과.

8) 목 기혈풀기

'목 기혈풀기'는 반가부좌나 가부좌 자세로 시작한다. 척추를 반듯하게 펴고 두 손을 모아 가슴 앞에서 각지 낀 상태로 엄지손가락을 세워준다. 겨드랑이를 붙이고 팔꿈치를 모아서 엄지손가락을 턱 밑에 둔다. 숨을 들이마시며 머리를 뒤로 넘긴다. 엄지손가락으로 턱을 들어 넘기며 목의 앞부분을 늘려준다. 이때 겨드랑이와 팔꿈치를 절대로 떨어뜨리지 않아야 한다. 팔을 풀어 머리 뒤로 깍지를 끼고 숨을 내쉬면서 고개가 숙여지도록 팔꿈치를 모으며 당긴다. 뒤 목이 시원해지는 것을 느끼며 이때 턱은 쇄골 쪽으로 당겨주고 충분히 유지하면 척추가 굽어질 정도로 진행된다. 앞 목과 목 뒷 부위가 충분히 풀렸다고 생각되면 서서히 팔을 내리고 고개를 좌, 우로 4번씩 돌려준다. 앞뒤로 내렸다 올렸다를

반복해주며 마무리한다. 이때 눈은 지그시 감고 동작하는 것
이 좋다.

1

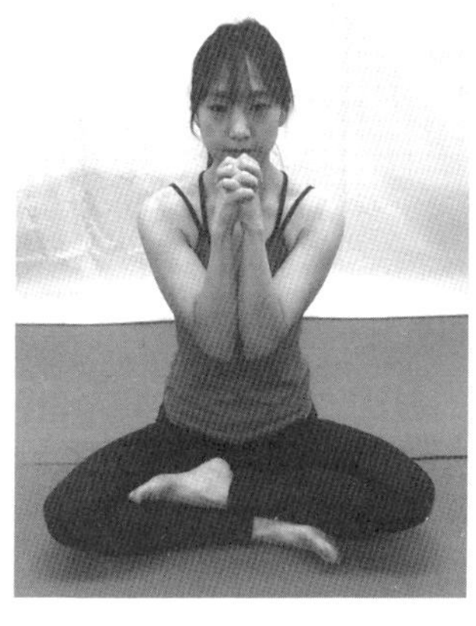

팔꿈치를 모은다

2

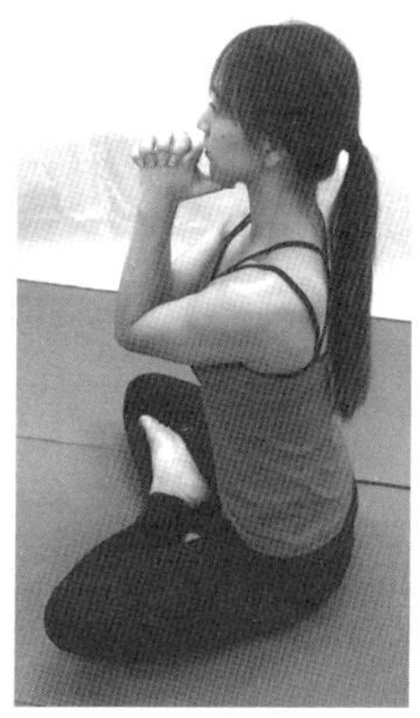

겨드랑이는 붙인다

3

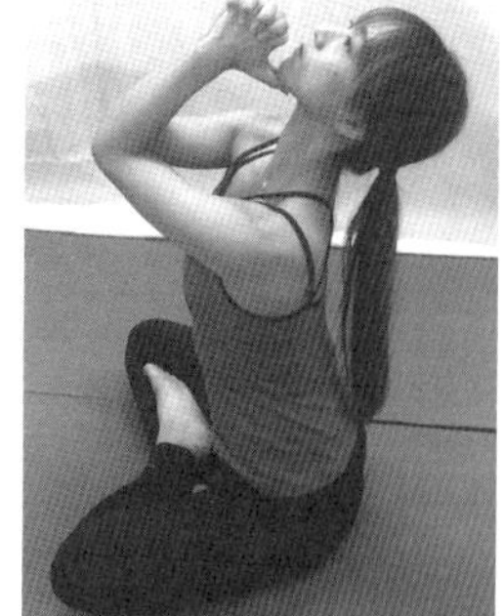

4

척추를 반듯하게 펴서 자세를
유지한다

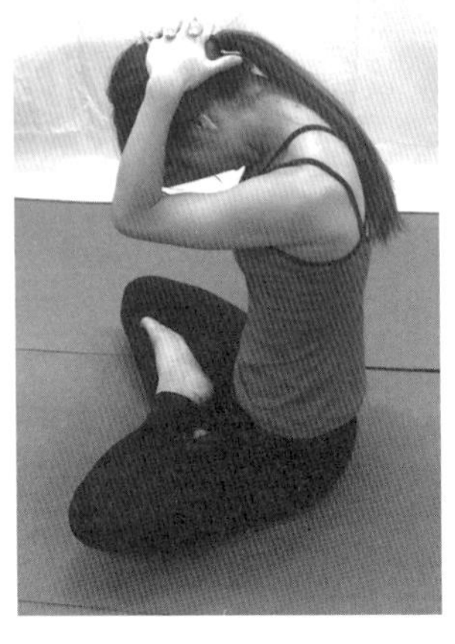

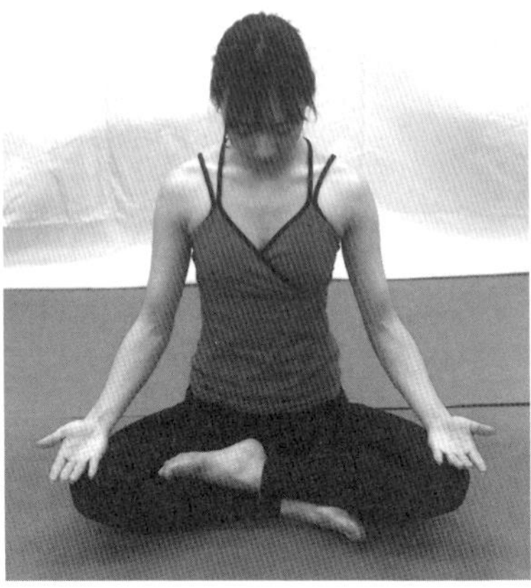

팔꿈치를 모은다

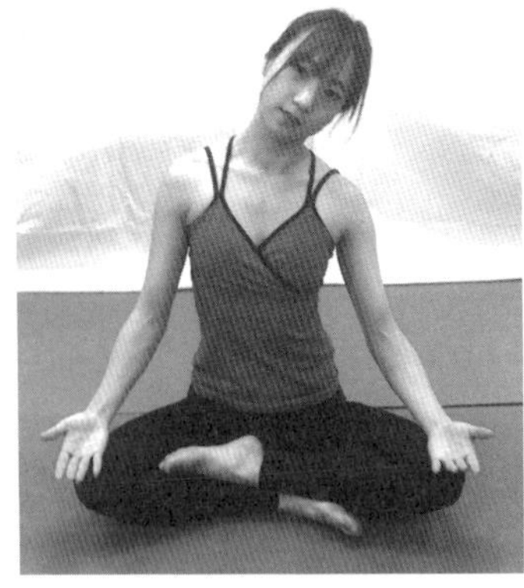

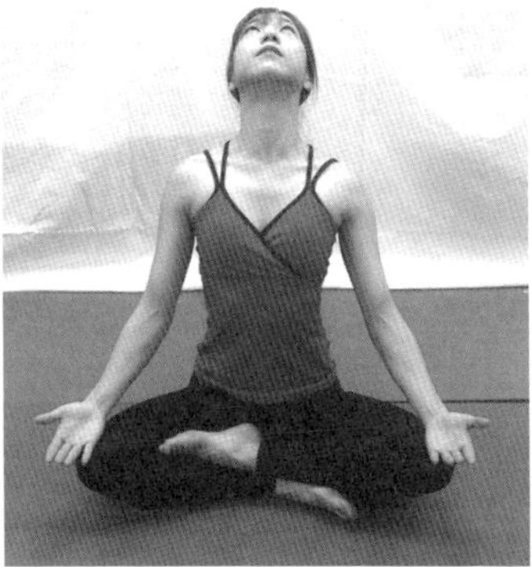

머리를 좌우로 돌려준다

앞뒤 목의 수축 이완을 시켜줌.

목 전체의 경직을 풀어주고 피로 회복에 효과적임.

아사나를 시작하기 전 기혈을 풀어주는 효과.

9) 다리 기혈풀기 I, II

다리 기혈풀기 1. 똑바로 누워서 기혈풀기를 시작한다. 두 발은 가슴 쪽으로 당겨준다. 한쪽 다리를 접어서 가슴 앞으로 가져오며 무릎을 잡아서 깍지를 낀다. 이때 겨드랑이는 붙여주고 숨을 들이쉬면서 상체를 들어 턱과 무릎을 가까이 오도록 유도한다. 서서히 아래 다리를 살짝 들어올리고 숨을 충분히 내쉰다. 움직이지 않도록 자세를 유지해주고 편안한 호흡으로 돌아온다. 다리를 바닥으로 털어주며 마무리해준다. ⑤, ⑥은 돌아오는 자세이다.

다리 기혈풀기 2. 똑바로 누워서 시작한다. 두 발은 가슴 쪽으로 당겨준다. 한쪽 다리를 위로 들어올린다. 이때 다리를 들어올린 쪽 반대편 손으로 골반을 잡아주며 들어올린 다리는 바깥쪽으로 내려주고 시선은 반대쪽을 바라본다. 숨을 충분히 내쉬고 자세를 유지하며 옆으로 내린 다리가 벌어지면 반대쪽 골반이 따라갈 수 있으므로 주의해야 한다. 서서히 제자리로 돌아오고 끝날 때까지 무릎을 굽히지 않는다. ⑦은 다리를 털어주며 정리해준다.

1-1

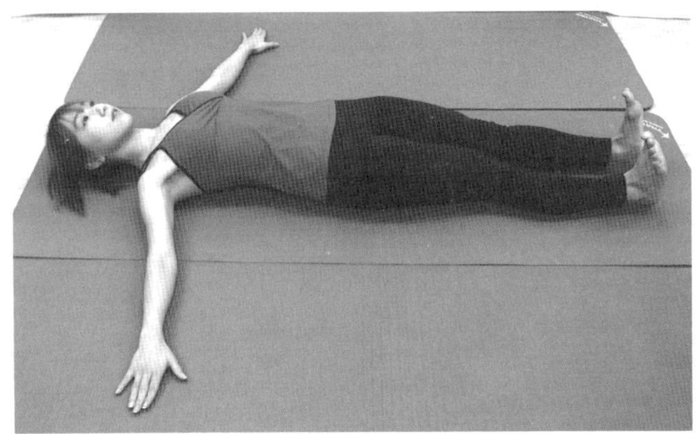

1-2

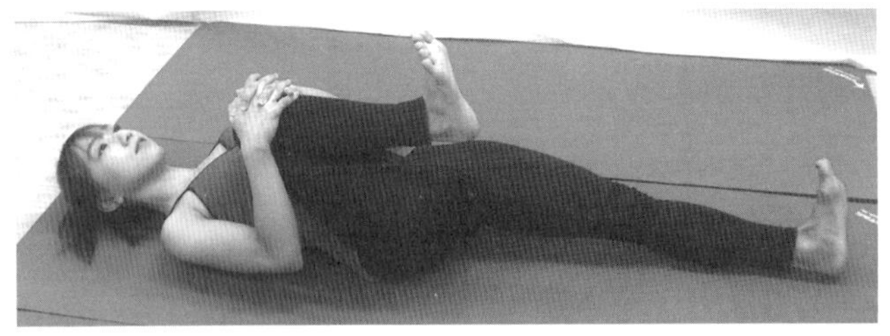

1-3

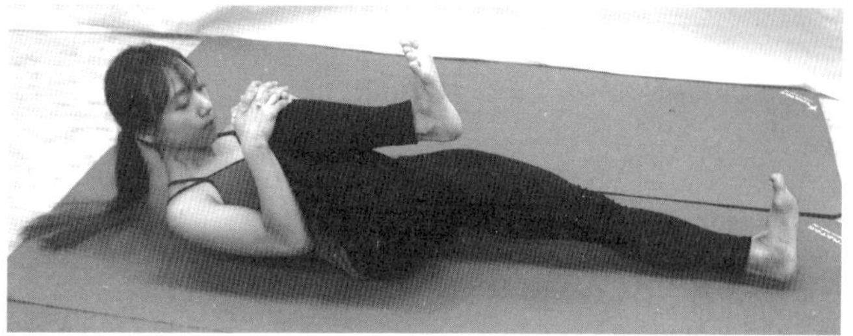

턱을 무릎 쪽으로 가깝게 당겨온다

1-4

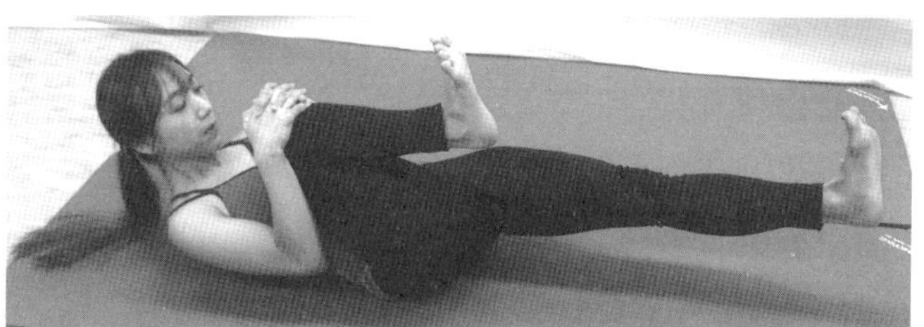

다리는 들어 줌

1-5

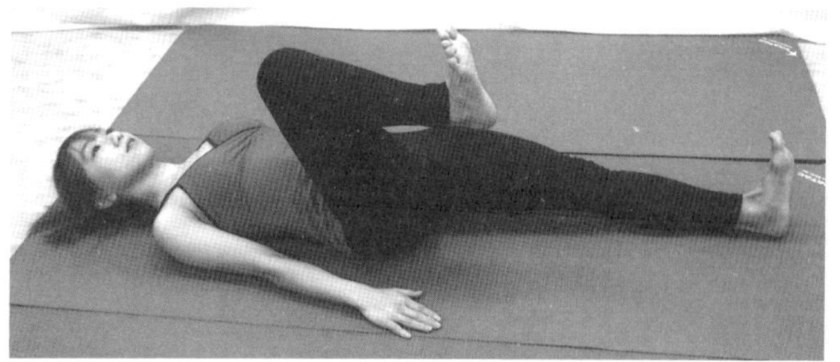

아랫다리, 머리, 깍지 낀 손의 순서로 내린다

Ⅰ-6

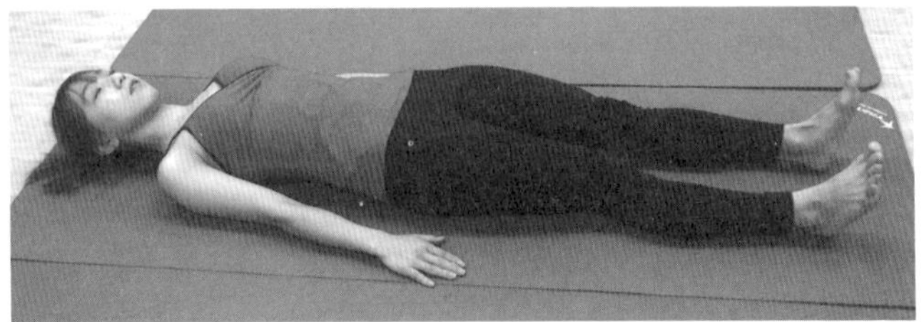

Ⅱ-1

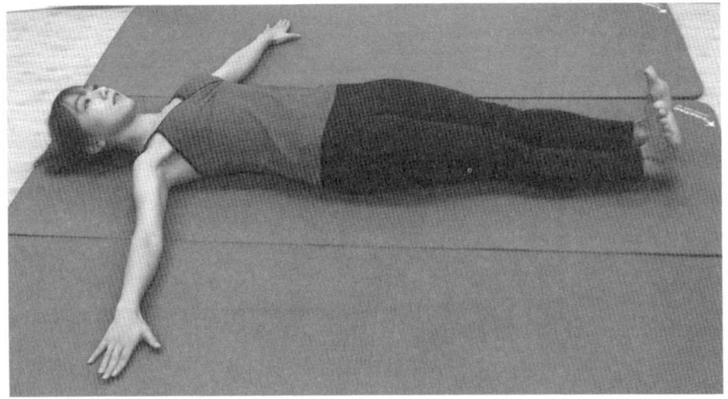

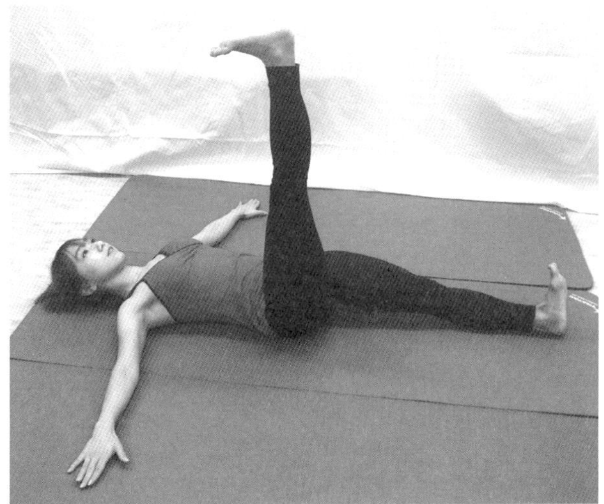

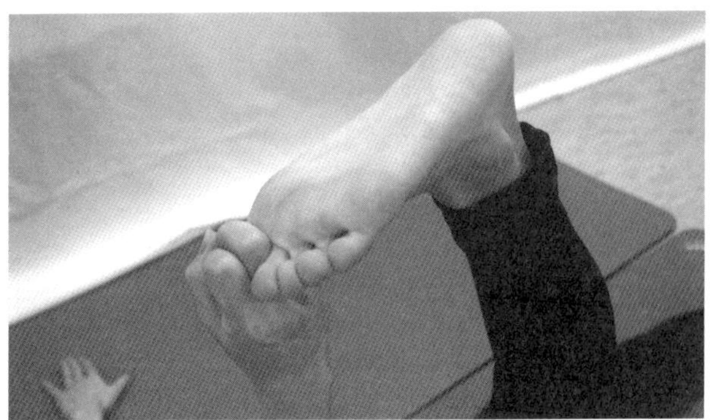

무릎을 편 상태에서 엄지발가락을 움켜잡는다

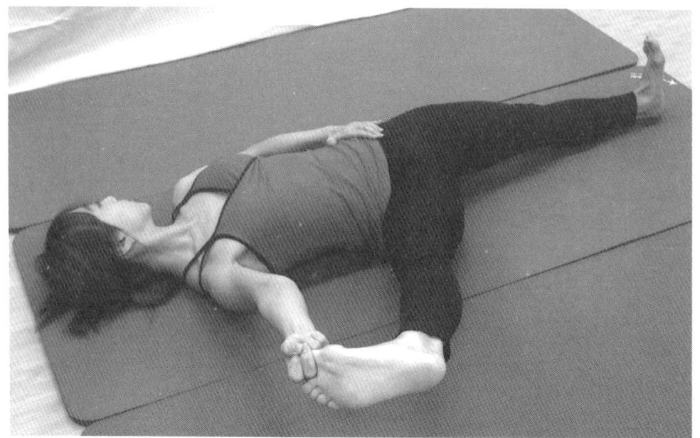

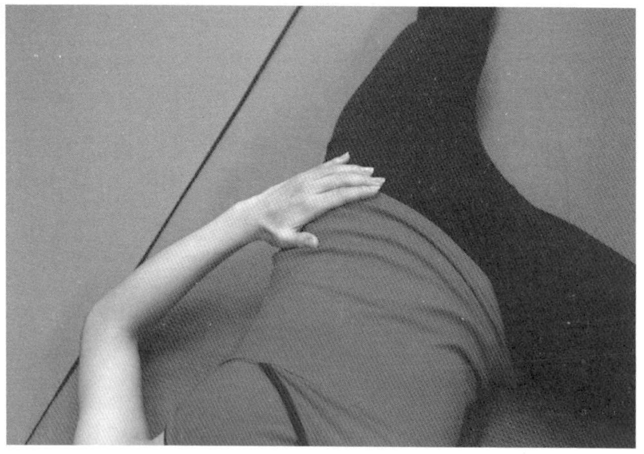

골반이 들리지 않도록 손바닥으로 누르면서 자세를 유지한다

11-6

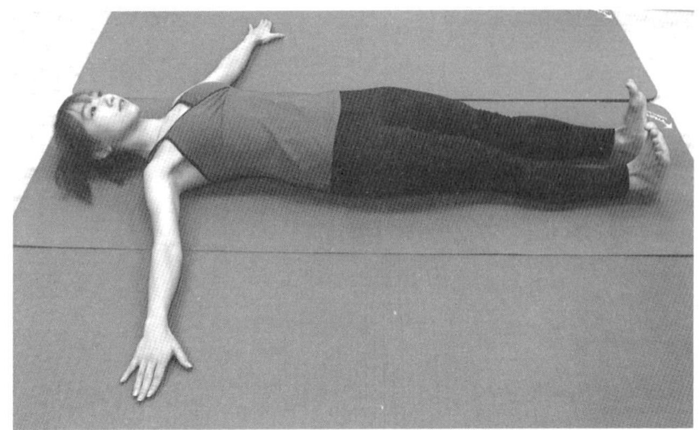

11-7

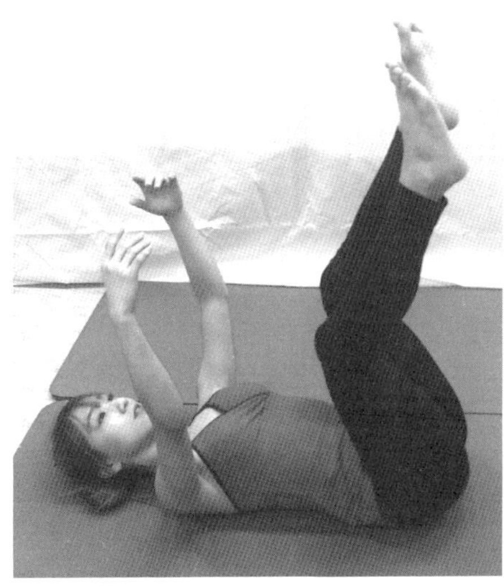

팔·다리를 들어올려서
털어준다

다리의 경직을 풀어줌.

골반의 긴장이 풀어짐.

복부의 수축 이완을 통해 복부의 힘을 길러줌.

아사나를 시작하기 전 기혈을 풀어주는 효과.

위 ①~⑨의 기혈풀기를 한 번에 모두 해야 되는 경우는 요가에 입문한 지 얼마 안 되었거나 평소 운동량이 전혀 없었던 분들, 노약자 등이다. 상황과 연령층 등을 고려해서 그날 주로 하게 될 아사나에 따른 필요한 기혈풀기를 선택해서 해나가도록 한다.

2장

부위별 다이어트 요가

다이어트를 하기 전 자신의 신체 불균형을 체크하여 균형을 잡는 것이 우선되어야 한다. 다이어트의 효과, 유연성의 효과는 신체 불균형에 좌우되는 경우가 많다. 신체교정과 다이어트는 서로 깊은 연관을 지니므로 두 가지의 수련을 함께 해나가는 나가는 것이 중요하다.

＊ 복부다이어트를 위한 point 요가

여자의 경우, 몸 속 장기가 나이가 들면서 아래로 쳐지는 현상이 일어나기 때문에 복부가 유난히 살이 찌며 살이 처진다. 남자의 경우, 운동부족과 식사량, 술 섭취량이 많아지면서 복부에 지방이 증가한다. 적당한 운동법을 찾아 지속적으로 운동해 나가야 비만 뿐 아니라 다른 질병 예방에도 효과적이다. 복부를 위한 운동은 다양하게 많지만 상복부와 하복부에 따라 조금씩 다른 운동을 하기도 한다.

누워서 상체 들어올리기, 위로 향한 보트 자세, 도립 자세 응용, 쟁기 자세 응용 등을 할 수 있다.

point 1 _ 누워서 상체 들어올리기

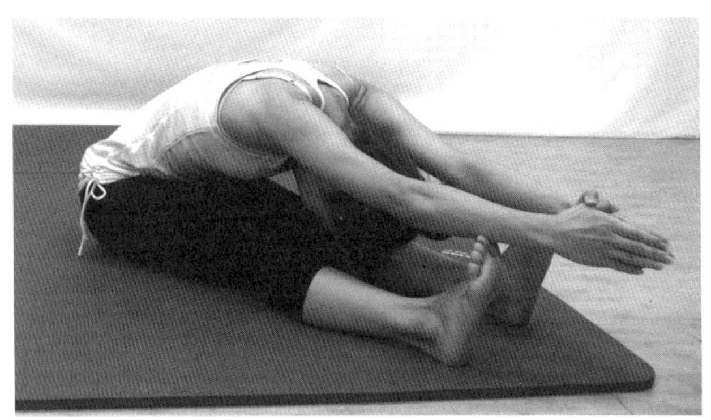

point 2 _ 위로 향한 보트 자세

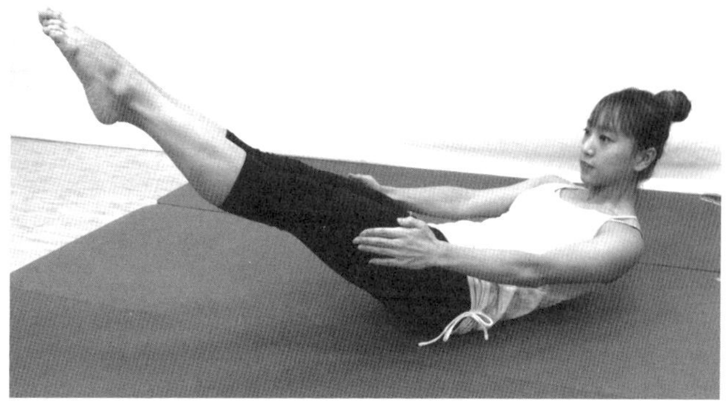

point 3 _ 도립 자세 응용

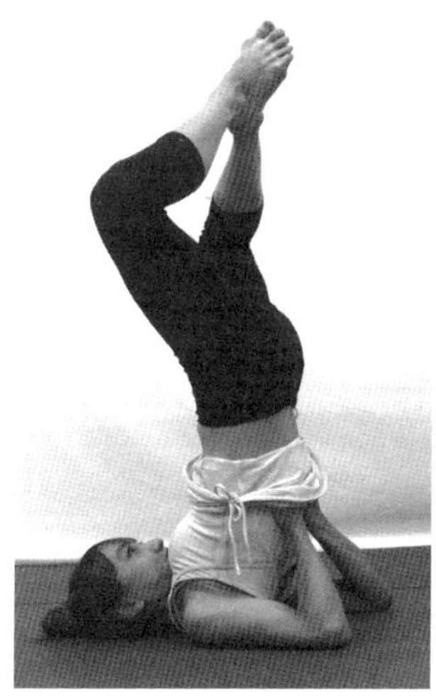

point 4 _ 쟁기 자세 응용

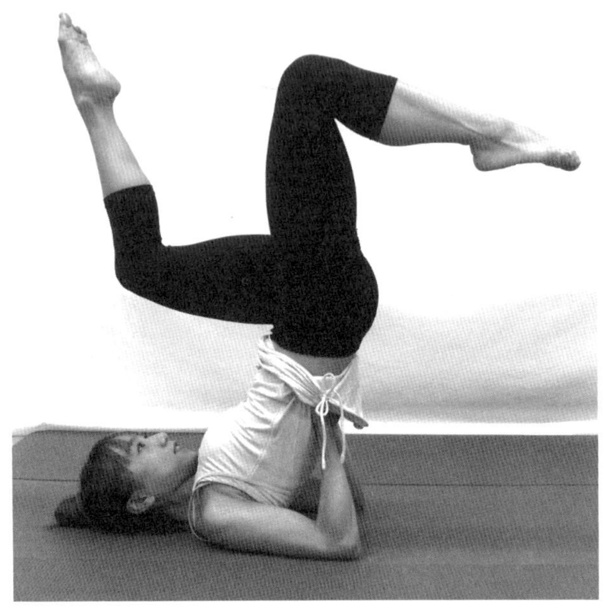

** 다음에서 위의 Point 1~Point 4까지의 복부다이어트 자세의 방법을
숙지하여 반복 수련하고 그 효과를 인지한다.

누워서 상체 들어올리기

✔ **방법** 복부의 자극을 의식한다. 두 팔을 위로 뻗고 두 다리는 길게 펴서 발을 가슴 쪽으로 당긴 채 누운 상태에서 들이마신 호흡에 상체를 서서히 들어올린다. 이때 두 다리를 움직이지 않게 유지하며 당긴 발도 그대로 지탱해준다. 상체가 올라오면서 두 손은 위에서 깍지를 끼며 그대로 서서히 상체를 다리 위로 최대한 숙여준다. 가슴과 이마가 다리에 가깝도록 유지해주며 숨을 깊게 내쉬며 자세를 인지시킨다. 이때 복부가 당기며 전굴에 의한 장기 자극이 되도록 최대한 상체를 멀리, 낮게 유지해준다.

상체를 들어올리는 과정에서 좌우로 흔들림 없이 올라올 수 있도록 하며 자세를 유지할 때는 깍지 낀 손과 가슴 쪽으로 당긴 발이 흐트러지지 않도록 유지하는데 유의한다. 원 위치로 돌아갈 때는 서서히 요추 부위부터 바닥에 닿는 느낌으로 척추를 차례로 내려놓는다. 이 자세는 10회 정도 반복하는 것이 좋으며 차츰 횟수를 증가시키는 것이 좋다. 마무리는 편안하게 쉼을 주도록 한다.

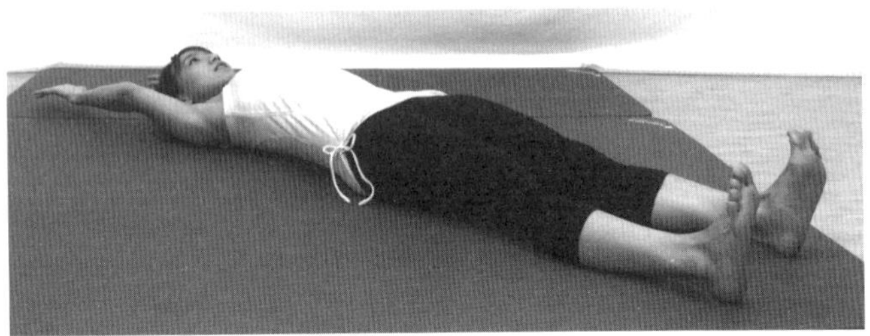

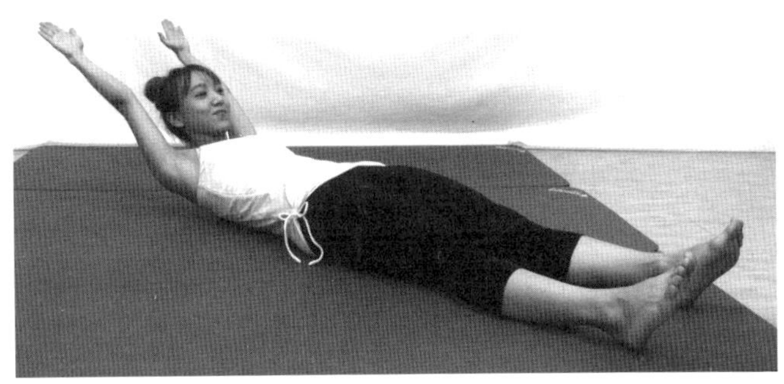

골반을 바로하고 엉덩이가 들리지 않도록 자세를 유지한다

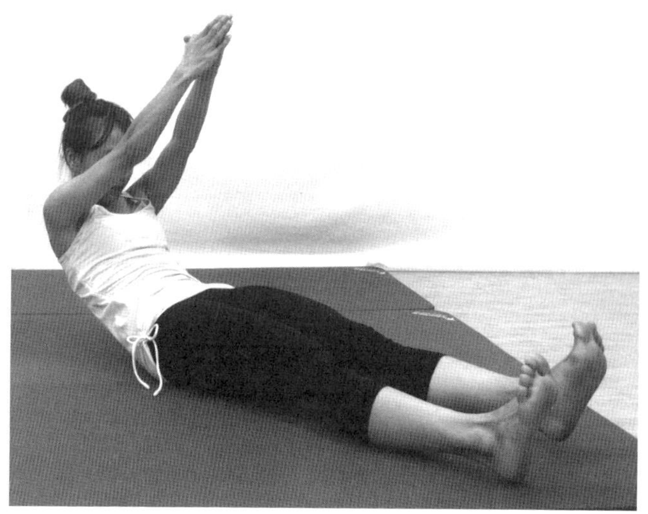

뒷꿈치가 들리지 않도록 유의한다

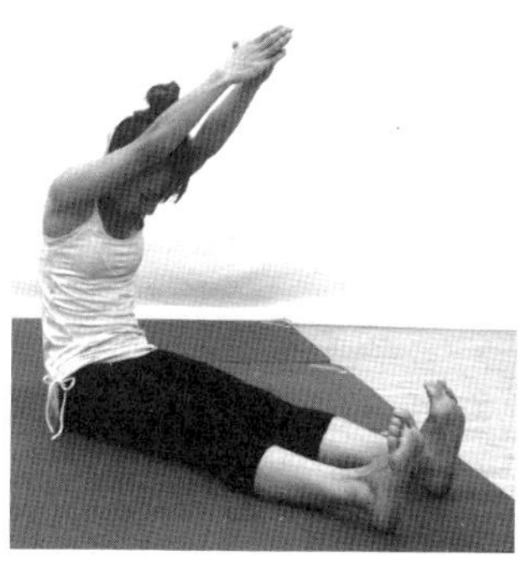

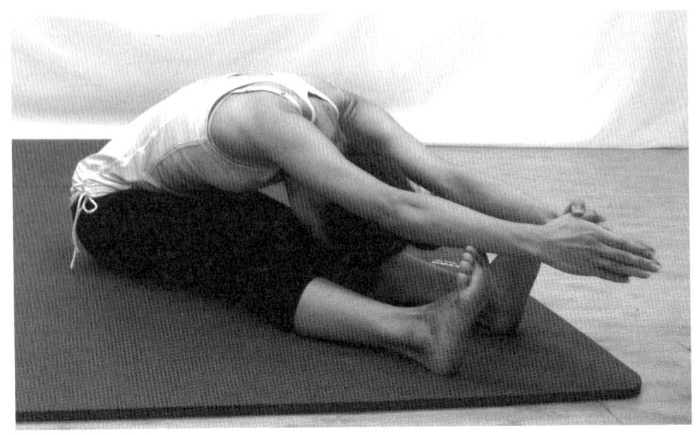

효과

복부의 당김과 근력의 증가로 복부 다이어트에 효과가 큼.

횟수가 증가될 때마다 상체를 들어올리면서 정지 상태를 유지해주면 상체 정지 위치에 따라 복부의 위치의 힘이 달라짐.

자신의 복부 상태에 따라 조절하며 원하는 효과를 얻게 됨.

뒷다리 근육이 스트레칭되는 효과.

장기 자극에 의한 변비, 소화흡수에 효과.

위로 향한 보트 자세

✔ **방법** 편안한 호흡으로 누워서 시작한다. 숨을 들이마시며 양쪽 손바닥으로 바닥을 짚고 오른쪽 다리를 들며 상체를 들어올린다. 이때 복부의 자극을 느끼며 가장 힘들게 지탱하게 되는 위치에서 잠시 멈춘 다음 호흡을 멈춰본다. 들었던 다리를 접어서 바닥에 세워놓음과 동시에 반대편 다리를 들어올린다. 이때 양손을 바닥에서 들어 지탱해준다. 방금 전 자세보다 복부에 자극이 증가한 상태이며 호흡을 유지해준다. 자세가 인지된 후 내려진 다리를 펴서 두 다리를 동시에 든 채로 자세를 유지한다. 이때 손바닥을 몸 쪽으로 하여 자신의 발을 바라보며 자세를 유지해준다. 편안한 호흡으로 길게 유지해주는 것이 좋다.

복부가 자극되는 부위에 따라 다이어트 및 근력이 향상되기 때문에 위치를 잘 체크해 나가며 반복한다. 5회에서 10회 정도 반복하는 것이 좋으며 지탱하는 시간도 차츰 늘려간다. 편하게 호흡을 정리한 후 반대쪽 다리부터 시작하여 반복해준다. 몸의 중심이 기울어지지 않도록 체크한다. 발을 가슴 쪽으로 당기고

실행하면 뒷다리 근력도 좋아지며 복부를 조이는 힘이 달라진다.
자신에게 맞는 강도와 변화를 체크하여 반복한다.

point 2-1

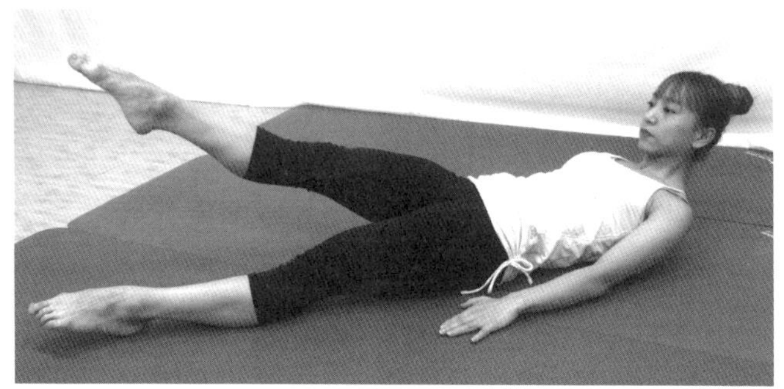

point 2-2

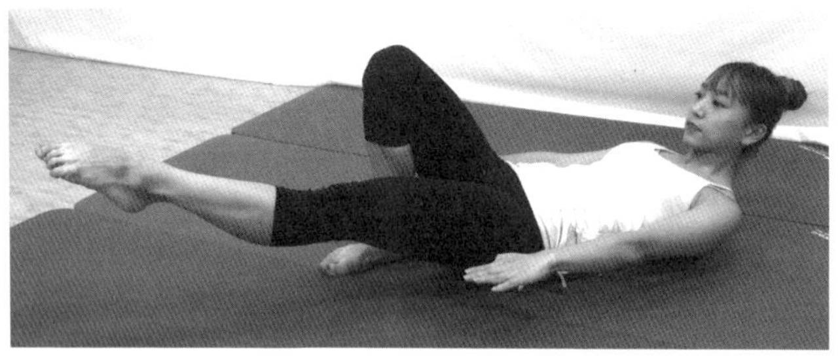

몸이 기울어지지 않도록 유의한다

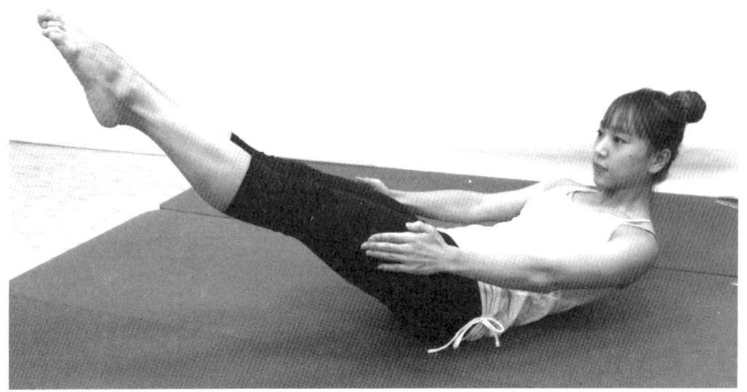

자신의 복부 상태에 따라 다리 높이를 조절한다

효과

상복부, 하복부의 근력을 길러줌.

차츰 뱃살이 정리되어 제거되는 효과.

복부가 단단해지는 느낌으로 자신감이 향상.

걷는 자세, 일상의 자세가 반듯해짐.

도립 자세 응용

✔ **방법** 등을 대고 누운 상태에서 무릎을 접어 두 다리를 직각으로 들어올린다. 무릎을 펴서 다리를 수직으로 펴준다. 손으로 바닥을 짚고 복부의 힘으로 두 다리를 머리 뒤로 넘겨준다. 쟁기 자세와 같다. 다리를 펴고 팔을 길게 펴서 바닥을 짚고 자세를 유지한다. 이때 숨을 충분히 내뱉는다. 두 손을 허리에 두고 지탱해주며 다리를 들어서 서서히 수직으로 들어올린다. 허리에 무리되지 않도록 주의한다. 올려진 두 다리의 무릎을 바깥쪽으로 벌려서 마름모 모양을 해준다. 이때 허벅지 안쪽의 내전근이 자극될 수 있도록 유지해준다.

너무 장시간 자세를 유지하게 되면 요추에 무리가 올 수 있으므로 처음부터 무리하지 않도록 주의한다. 3회~5회 정도 반복해준다. 허리, 다리, 손 등을 움직여서 충분히 쉼을 취한다.

point 3-1

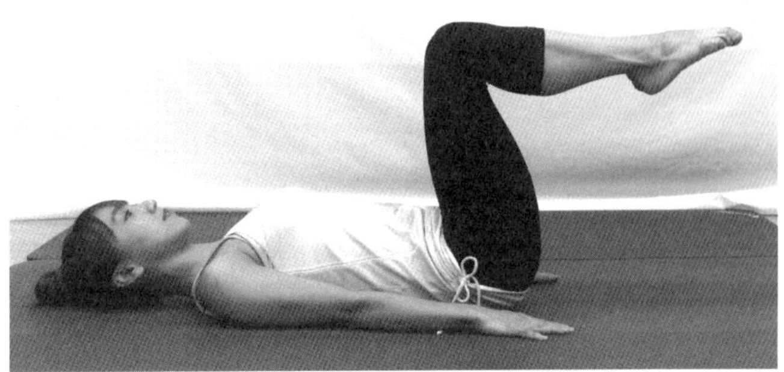

point 3-2

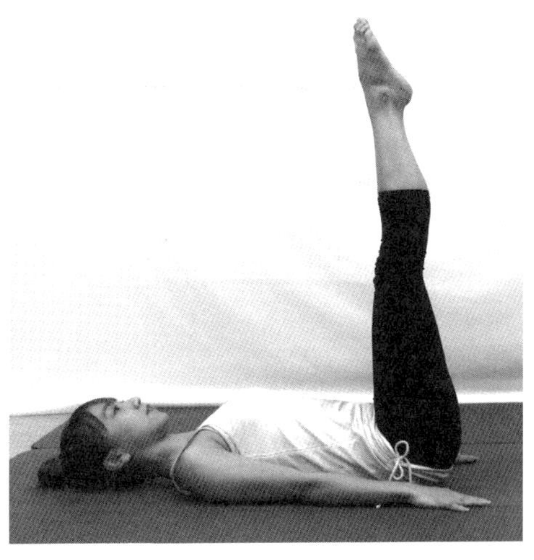

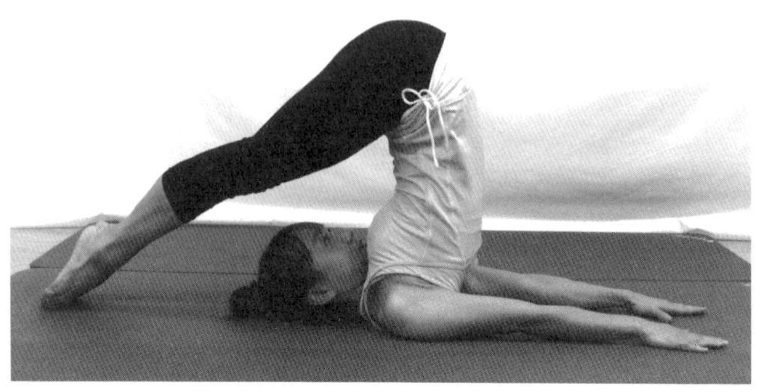

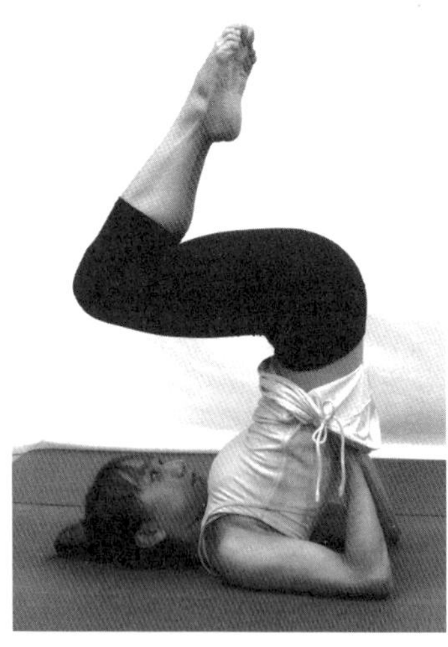

척추에 무리가 되지 않도록 장시간
자세를 유지하지 않는다

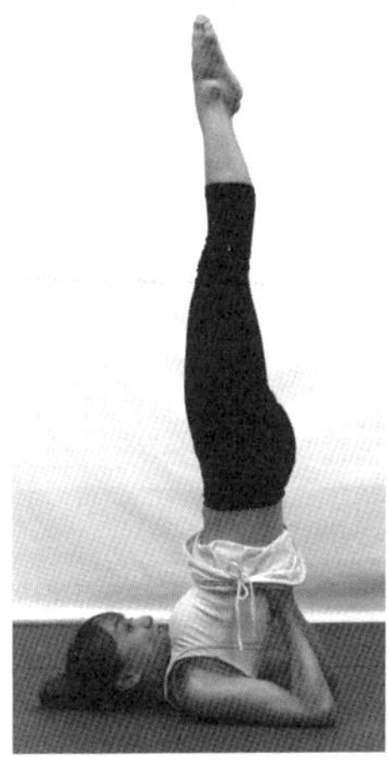

허리가 무너지지 않게 유지

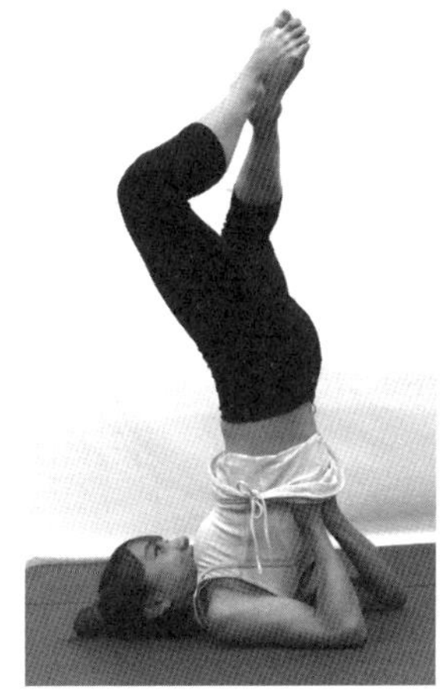

무릎이 양옆을 향한다

효과

복부를 자극하여 가스 제거에 좋음.

소화흡수에도 효과적.

도립 자세는 혈액순환에 매우 효과적임.

폐활량을 늘려주는 데 도움이 됨.

척추 근력에 효과적.

자세를 지탱하기 위한 복부의 힘과 골반, 요추의 힘 향상.

익숙해지면 템포를 조금 빠르게 조절해서 반복하면 복부 다이어트에
도움.

쟁기 자세 응용

✔ **방법** 누운 자세에서 두 손으로 바닥을 밀고 두 다리를 모아 머리 뒤로 넘겨 쟁기 자세로 이동한다(앞의 point 3과 같은 방법). 발끝을 꺾어서 짚으면 뒷다리근육까지 자극하게 되며 골반을 정리하는데 도움이 되고 장기를 강하게 자극할 수 있다. 두 무릎을 굽혀서 양쪽 귀를 향해 이동시킨다. 좌우를 이동해본 후 힘든 쪽을 체크하여 반복시킨다. 이때 두 손은 허리를 잡아주며 무리하지 않도록 유도한다. 다시 정면으로 돌아와 두 무릎을 펴서 공중으로 들어올린다. 이때 허리가 무너지지 않도록 유지하는 것이 중요하다. 되도록 다리와 직각이 될 수 있게 유지한다. 그 상태에서 한 쪽 다리는 발 방향이 뒤로, 다른 한쪽은 발 방향이 위를 향하게 굽혀주고 편안한 호흡으로 자세를 유지해준다. 다리를 모았다가 다리이 방향을 바꿔서 반복한다. 허리에 무리가 되지 않는다면 한 번에 이 자세를 이어가지만 허리에 무리가 오거나 복부의 힘이 부족한 경우는 자세를 절반으로 끊어서 반복 훈련을 하는 것도 좋은 방법이다. 서서히 제자리로 돌아와서 온몸

을 가볍게 풀어주며 마무리한다.

point 4-1

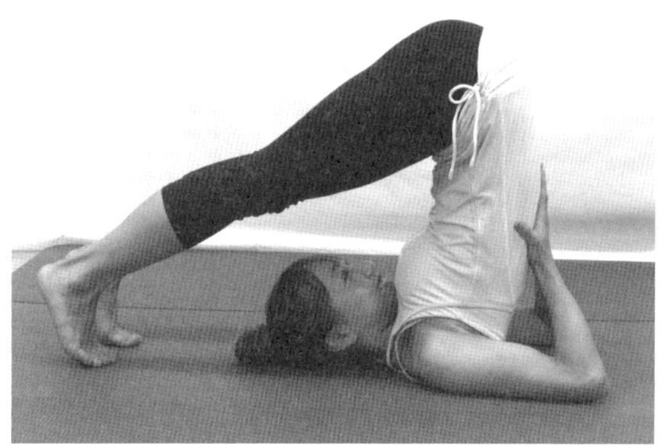

point 4-2

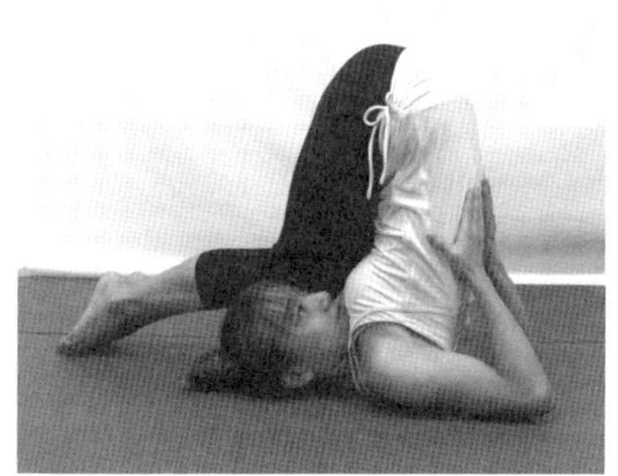

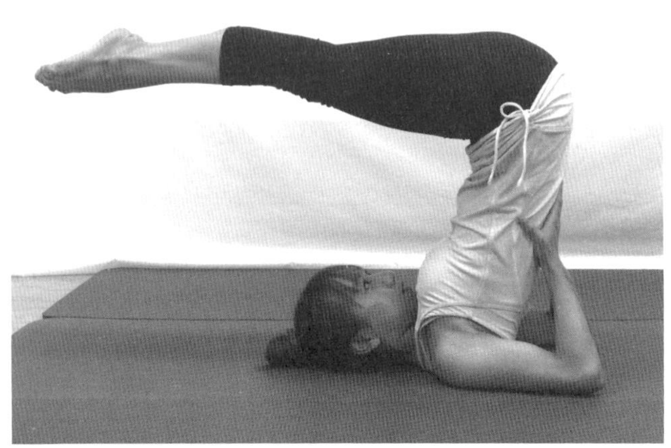

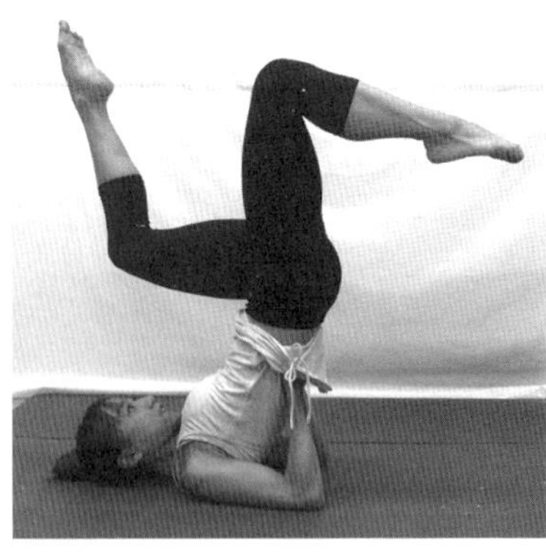

허리에 무리가 오지 않도록 지나치게 오랜 시간 자세를 유지하지 않는다

복부의 근력이 강화되면서 서서히 군살이 제거되는 효과를 얻음.

척추의 근력과 요추를 강화시키는 효과.

몸통의 유연성에 효과적.

아킬레스건을 강화시켜줌.

혈액순환에 효과적.

＊ 다리, 엉덩이 다이어트를 위한 point 요가

다리 다이어트는 뒷다리 근육을 길게 펴주며 뒷꿈치부터 좌골, 요추까지 잘 사용하지 않던 부위에 자극을 주어 라인을 정리해 주는 것이 중요하다. 엉덩이를 자극하거나 고정시켜서 사용할 때 양쪽 엉덩이의 중심을 의식하고 기울어지지 않게 유지해준다.

나비 자세, 외방 누운 자세, 활 자세, 서서 활 자세, 한발로 서는 자세, 상체 숙여 다리 당기는 자세, 박쥐 자세 등을 수련한다.

point 1 _ 나비 자세

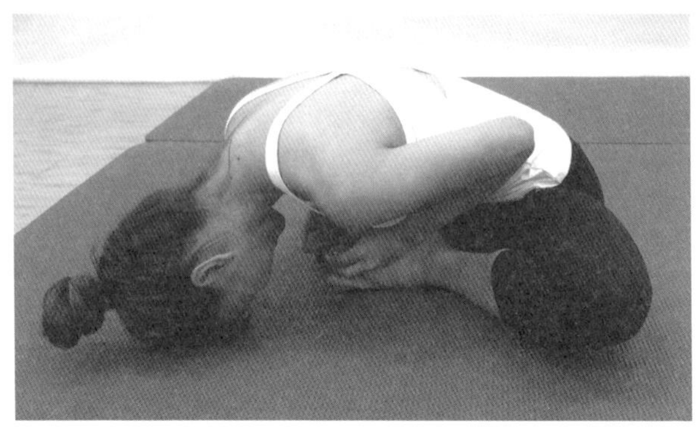

point 2 _ 외방 누운 자세

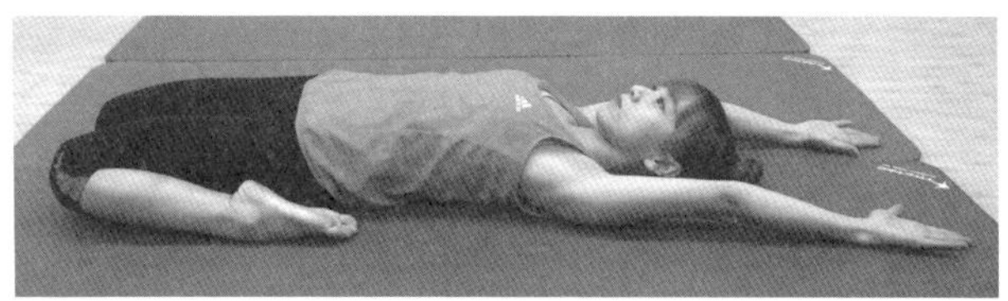

point 3 _ 활 자세

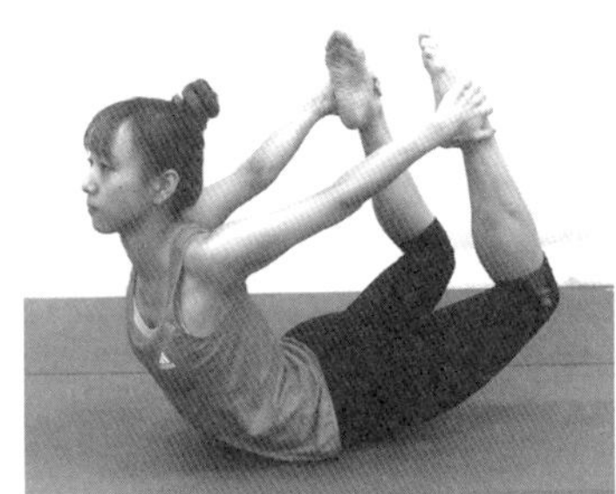

point 4 _ 서서 활 자세

point 5 _ 한 발로 서는 자세

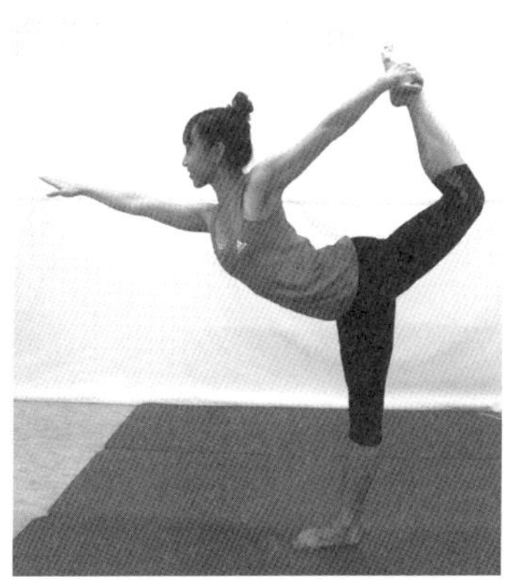

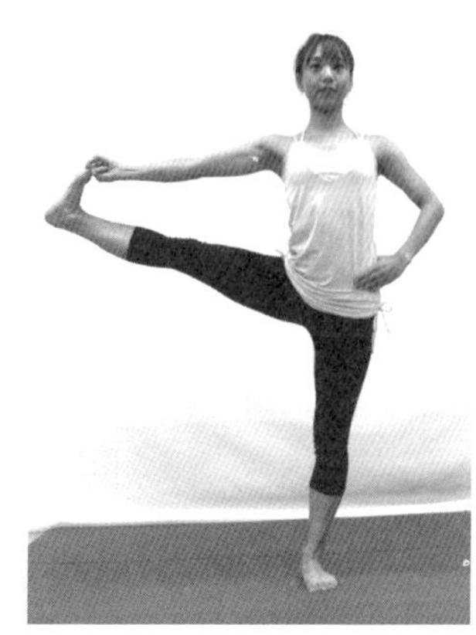

point 6 _ 상체 숙여 뒷다리 당기는 자세

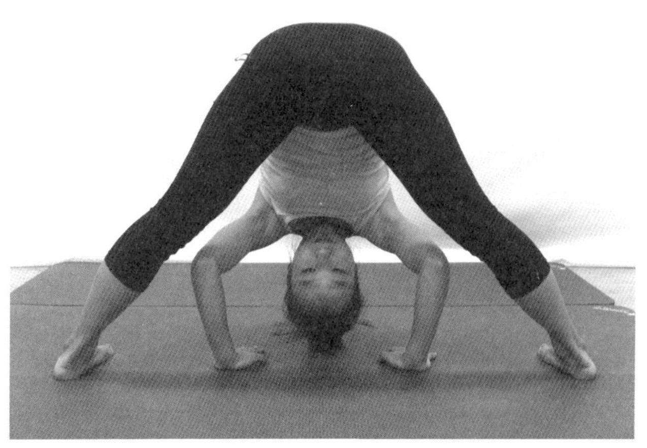

point 7 _ 박쥐 자세

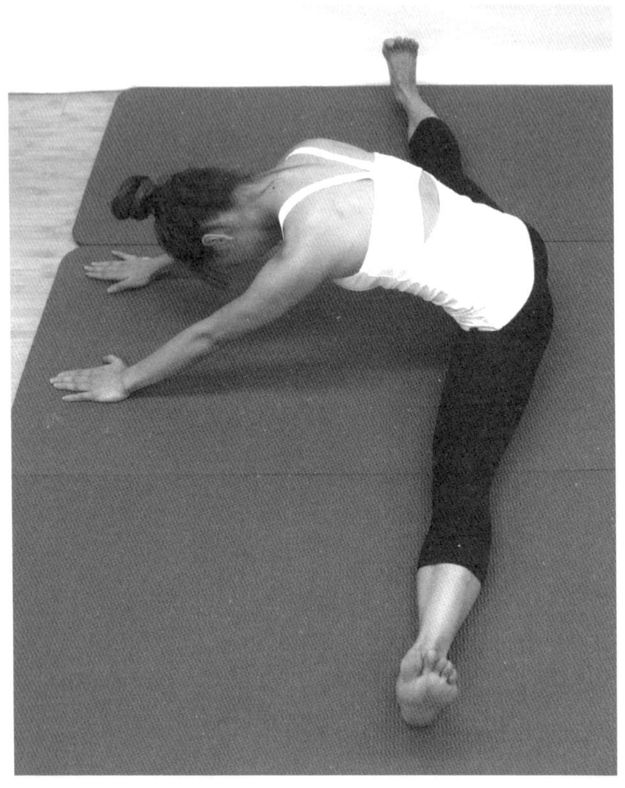

* 다음에서 위의 Point 1~Point 7까지의 다리·엉덩이 다이어트 자세의
  방법을 숙지하여 반복 수련하고 그 효과를 인지한다.

나비 자세

✔ **방법** 엄지발가락을 움켜잡거나 발가락 전체를 각지 껴기로 감싼다. 발바닥끼리 모아서 회음부 쪽으로 당긴다. 척추를 반듯하게 펴주며 겨드랑이를 붙여준다. 좌골을 느끼면서 들이쉬는 숨에 상체를 앞으로 내려서 이마를 바닥 쪽으로 닿을 정도까지 내려준다.

이때 일부러 몸통을 굽히거나 이마를 발쪽으로 모아오지 않도록 유의한다. 숨을 내쉬며 자세를 충분히 유지해준다. 좌골이 바닥에 닿아 느껴질 수 있도록 유지해준다. 충분히 자세가 유지되었으면 상체를 들고 팔을 풀어서 서서히 뒤로 팔을 짚어 쉼을 취한다. 마지막으로 다리를 모아서 골반을 모아주고 엉덩이를 이완시켜주며 편안하게 호흡을 정리해준다. 5~6회 정도 반복하면 효과적이다.

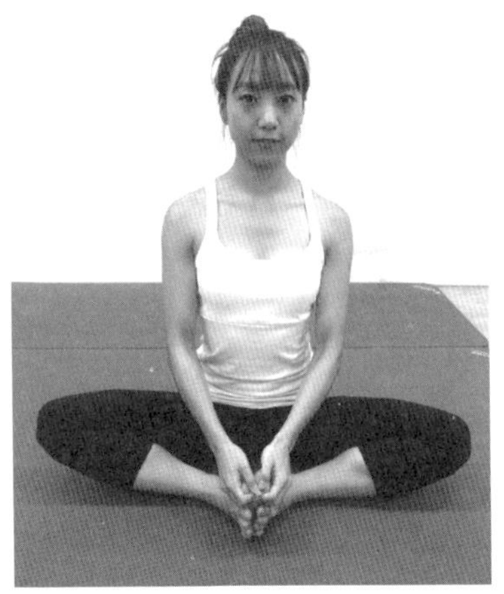

겨드랑이를 몸에 밀착시킨다

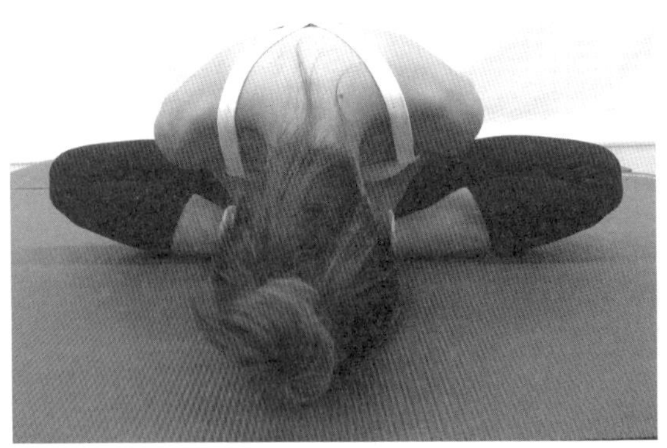

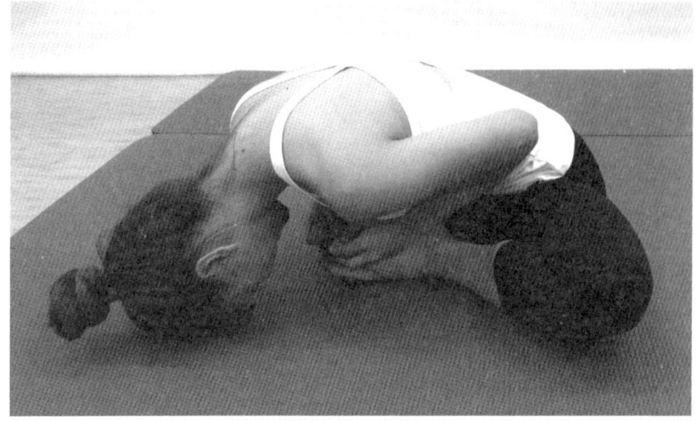

내쉰 숨으로 자세를 유지한다

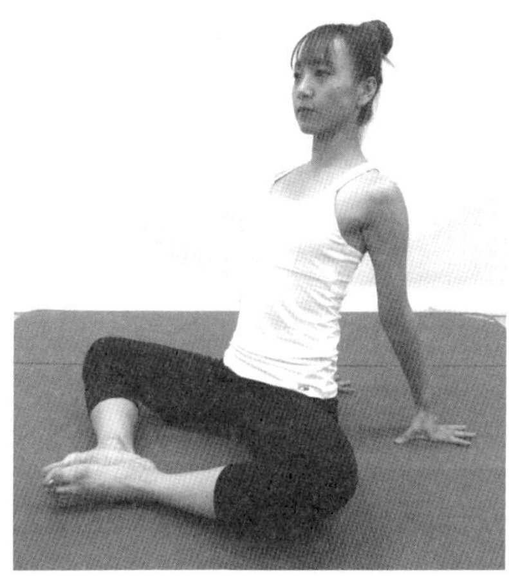

척추를 펴고 가슴을 확장하고
호흡을 편안하게 하여 마무리한다

효과

고관절의 긴장을 풀어주는 효과.

통증 완화, 골반 열기에 좋은 효과.

허벅지 안쪽과 허벅지 뒤 근육을 늘려주는 효과.

엉덩이 깊숙한 곳을 자극하여 엉덩이 회전근을 늘려줌.

엉덩이 군살 제거에 효과적.

여자 자궁에 좋은 자세, 남자에게는 전립선에 좋은 자세.

외방 누운 자세

✔ **방법** 두 다리를 외방으로 놓고 발목이 잘 펴진 상태를 유지하여 허벅지를 모아준다. 허벅지를 모으는데 무리가 오면 살짝 벌려서 편하게 유지해준다. 이때 먼저 양 다리의 바깥쪽을 주먹으로 가볍게 두드려주고 시작한다. 서서히 한쪽으로 중심을 먼저 이동시키면서 뒤로 눕는다. 왼쪽 팔을 먼저 짚고 왼쪽에서 중심쪽, 오른팔을 짚으며 오른쪽으로 이동하여 눕는다. 이는 척추의 무리를 막기 위함이다. 척추, 요추, 엉덩이를 바닥에 똑바로 놓은 상태를 유지하며 호흡을 편하게 유지한다. 골반이 바른 위치를 잡고 있는지를 확인하고 요추, 골반이 들리지 않도록 체크해준다. 손을 복부에 올려놓고 집중한다. 호흡을 깊게 들이쉬며 두 팔을 머리 위로 올려서 손바닥을 하늘을 향하게 한다. 온몸이 일직선의 흐름으로 연장되는 느낌을 인지하며 잘 사용하지 않는 자세를 유지하여 외전근을 사용하게 해주는 자세이다. 호흡을 깊게 내쉬며 편안한 호흡으로 정리한다. 두 손을 머리 위에 올려 합장을 하기도 한다. 자세가 충분히 인지된 후 두 팔을 내려서 시작할

때처럼 한 쪽 팔을 짚어서 한쪽으로 중심을 이동시키면서 서서히 일어나도록 한다. 척추, 요추, 골반의 무리가 생기는 것을 방지하기 위해 한쪽으로 먼저 중심을 두고 눕고, 일어나는 것이 좋다. 두 다리를 서서히 풀어서 좌우로 흔들어주고 두 발을 안쪽으로 모으는 나비 자세를 해주며 정리하는 것이 좋다. 이 자세는 짧게 반복하는 것보다 1분~2분 정도 유지해주는 것이 좋다.

point 2-1

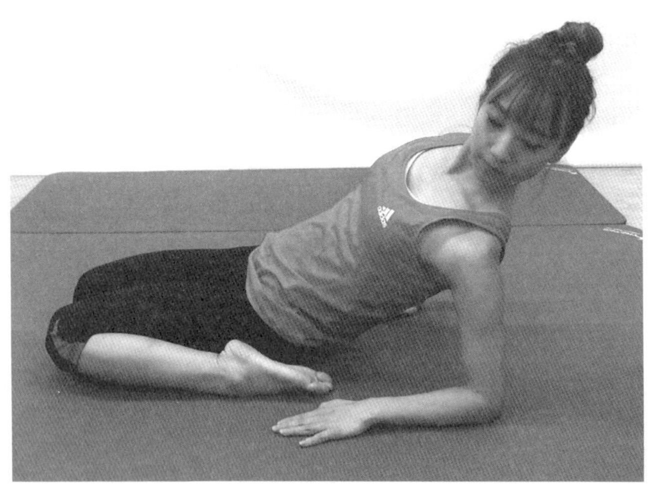

발등이 펴지도록 유의한다

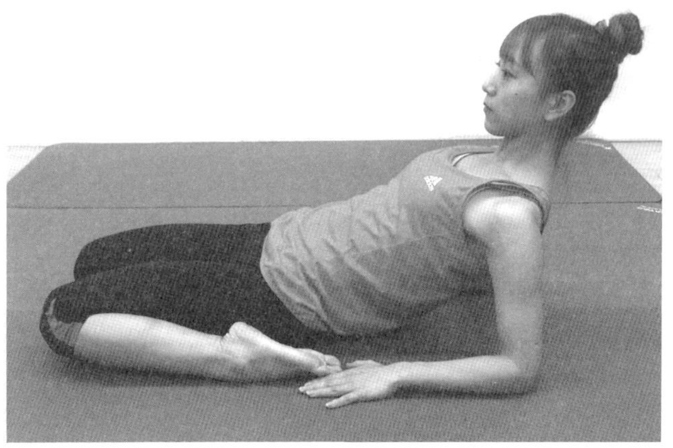

무릎이 되도록 들리지 않도록 자세를 유지한다

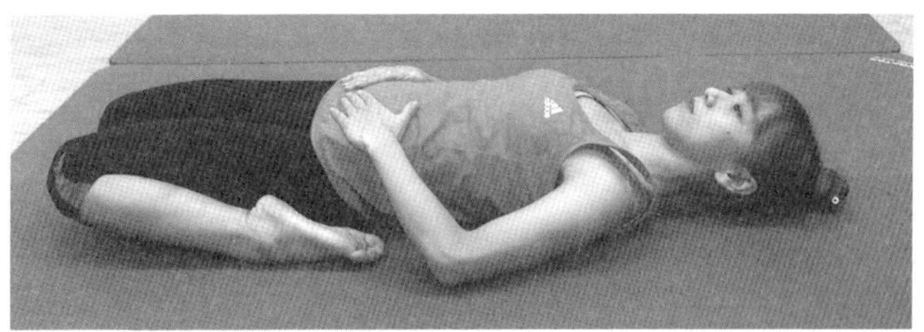

허벅지를 모아준다

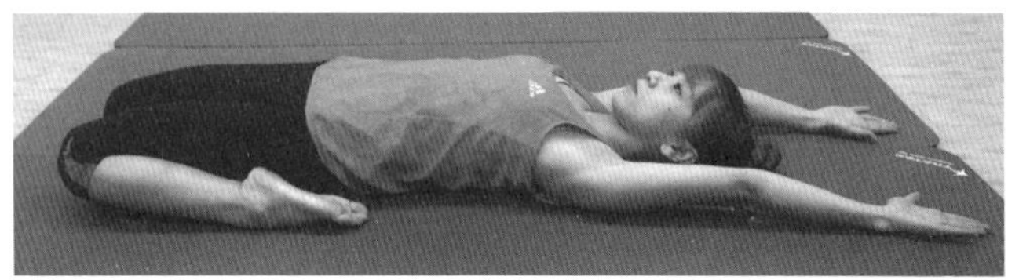

숨을 내쉬며 자세를 유지한다

효과

허벅지 다이어트에 효과적.

내전근만을 사용한 자세 이후에 취하는 이 자세가 외근을 수축, 이완시켜 주는 데 효과적임.

다리의 라인을 예쁘게 만들어줌.

무릎, 발목, 골반, 엉덩이의 경직과 결림을 풀어주는 효과.

척추를 바로잡는 자세에 효과적.

지나치게 벌어진 골반을 교정시켜주는 역할.

활 자세

✔ **방법** 이마나 턱을 바닥에 대고 엎드린다. 팔은 몸 옆에 놓은 상태이며 다리는 펴서 편안하게 둔다. 양쪽 다리를 접어서 엉덩이 가까이 가져오며 양손으로 발등을 잡아준다. 이때 허벅지 의 당겨지는 느낌이 느껴진다. 허리의 자극과 가슴의 확장을 의 식해준다. 숨을 들이쉬며 두 다리를 동시에 먼저 들어올린 후 가 슴을 최대한 들고 시선은 코끝 방향으로 먼 곳을 봐준다. 복부만 바닥에 닿아 있는 상태이며 어깨가 열린 상태이거나 척추, 요추 등이 유연한 신체일수록 아치의 각도가 커진다. 자세가 유지될 때 숨을 충분히 내쉬고 중심을 흐트러뜨리지 않도록 집중한다. 다음 자세로 응용해본다.

한 손을 풀고 앞으로 뻗어주며 풀린 다리를 길게 펴서 유지해 준다. 충분히 유지되었으면 팔을 바꿔서 풀고 반대 다리를 길게 펴준다. 이때 중심이 기울어지지 않도록 팔과 다리를 잘 당겨주 며 집중해야 한다. 서서히 상체와 다리를 내려주며 편안하게 호 흡을 정리하고 다시 반복해준다. 이 자세는 처음부터 무리하지 않도록 시도하며 엎드려서 뒷꿈치를 엉덩이에 대고 있는 자세를 유지할 때 허벅지를 반드시 모아주고 다리가 올라갈 때 자연스럽게 벌어지는 정도는 그대로 유지해준다. 3회~5회 정도 반복해주며 마무리할 때는 엉덩이를 뒤로 빼서 충분히 쉼을 주거나 하늘을 보고 누워서 두 다리를 모아 끌어안고 머리를 들어 이마와 무릎을 가깝게 하는 자세 등으로 허리를 쉬게 해주는 것이 중요하다.

point 3-1

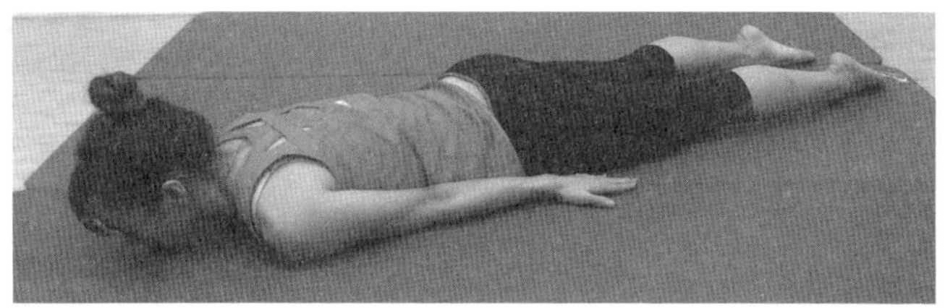

point 3-2

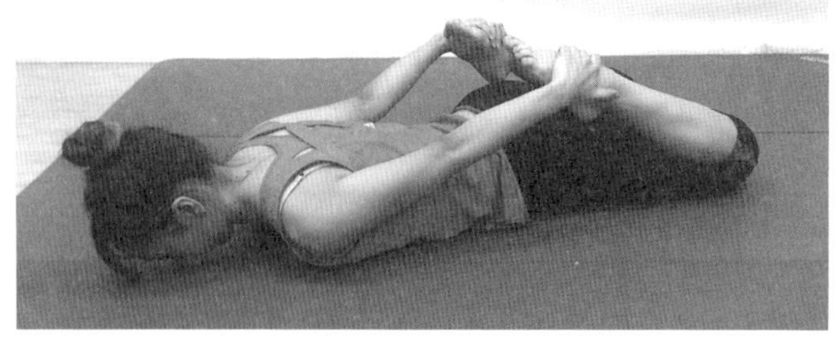

두 허벅지 모으기

point 3-3

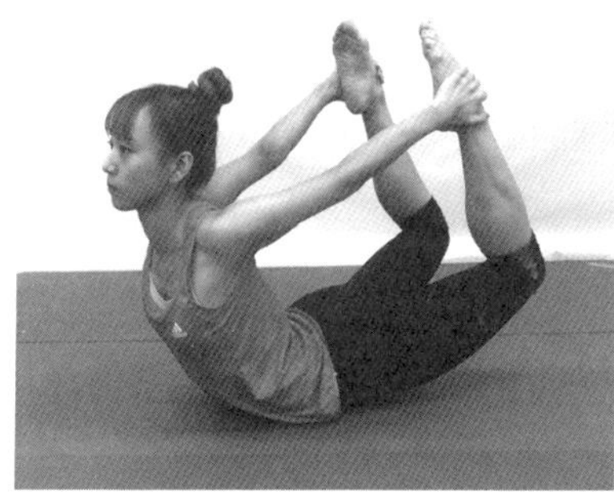

중심이 흔들리지 않도록 자세를
그대로 유지한다

point 3-4

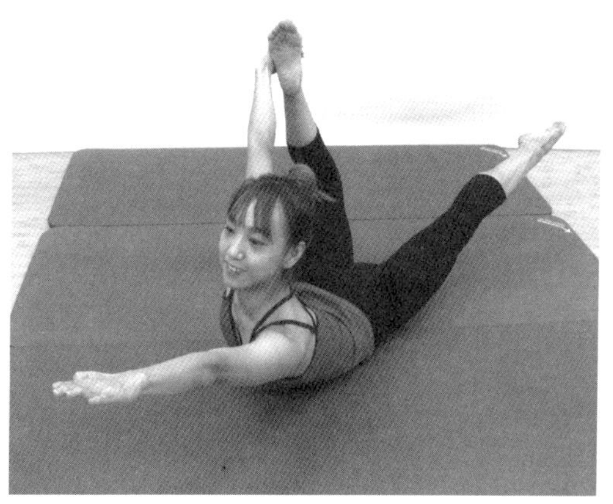

시선을 코 끝 방향 먼 곳을 보며 자세 유지
허벅지에 자극이 느껴지도록 자세를 충분히 유지

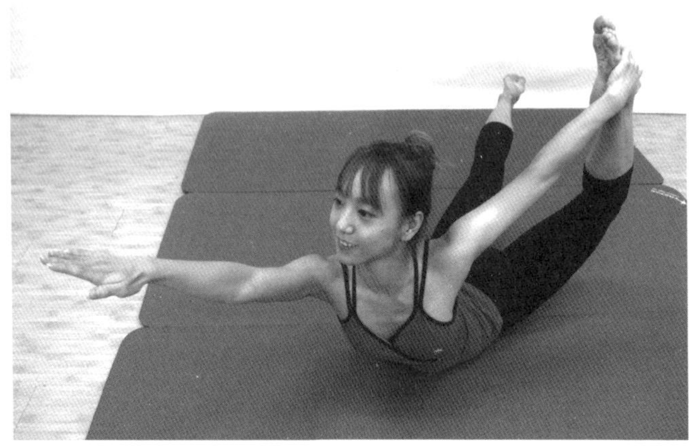

가슴이 처지지 않도록 자세 유지

효과

엉덩이를 조여주는 정도가 크기 때문에 엉덩이 군살 제거에 효과.

허벅지의 수축, 이완을 통한 허벅지 군살 제거에 효과.

허리 유연성과 말린 어깨의 유연성 개선에 효과적.

척추의 펴짐을 통한 굽은 등을 펴주는 효과.

등 부위의 군살 제거에 효과.

가슴의 확장으로 풍만한 가슴을 만드는데 효과.

균형감과 집중력에도 도움이 됨.

서서 할 자세(춤의 왕 자세)

✔ **방법** 중심을 잡는데 집중하고 의식을 확장시킨다. 똑바로 선 상태에서 왼쪽 손으로 왼쪽다리를 뒤로 들어서 엉덩이에 둔다. 반대편 손은 귀 옆으로 들어서 수직으로 올린다. 이때 지탱하는 중심이 발바닥 전체에 갈 수 있도록 주의하며 허벅지는 모은 상태로 시작한다. 숨을 들이쉬며 뒷다리는 등 뒤로 최대한 들어주며, 가슴은 살짝 앞으로 중심을 이동하면서 수직으로 들었던 팔을 앞쪽 어깨 높이 정도로 내려 당겨준다. 다리를 많이 들면 엉덩이 조임이 강해져서 군살 제거에는 효과적이나 중심이 흐트러질 수 있으니 다리를 과도하게 당기지 않도록 한다. 이때 들이마셨던 숨을 내쉬며 자세를 유지한다. 편안한 호흡을 유지하며 자세가 1분 정도 인지되었으면 서서히 원위치로 돌아온다. 다리를 움직여주며 허리를 좌우, 전후로 움직여서 마무리해준 후 반대쪽을 시작한다.

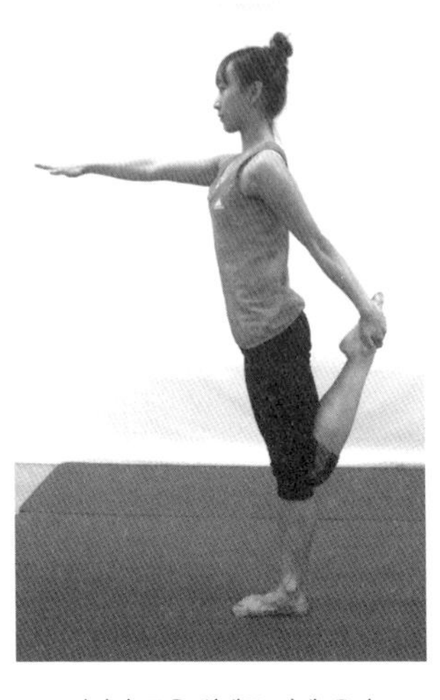

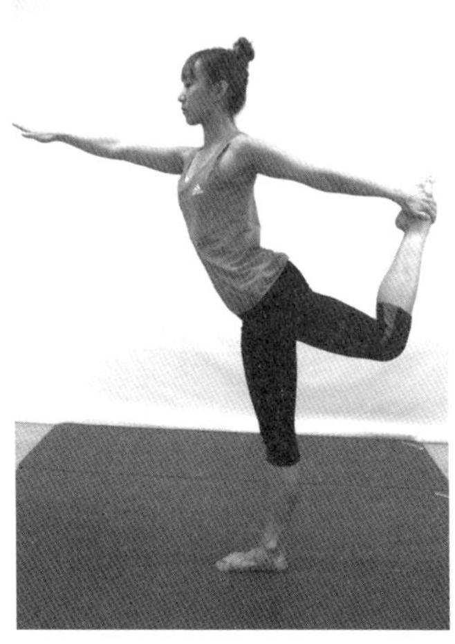

허벅지 모은 상태로 자세 유지

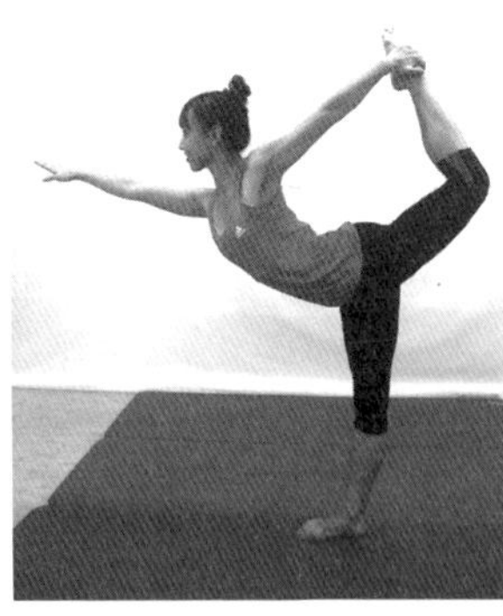

시선을 정면 어느 한 곳에
고정시킨다

효과

서서 취하는 자세의 공통적인 효과로 다리 근력을 강화해줌.

균형감과 집중력이 좋아짐.

다리, 엉덩이, 허리 군살 제거에 효과적.

한 발로 서는 자세

✔ **방법** 두 발 중심으로 똑바로 서는데 집중한다. 한쪽 다리를 안쪽 허벅지 위로 올린다. 뒷꿈치가 회음부 쪽으로 가깝게 당겨주고 반대편 손은 골반을 잡아준다. 이때 척추를 곧게 펴고 골반이 치우치지 않도록 유의하며 발바닥 전체에 중심이 실리도록 한다. 엄지발가락을 검지와 중지로 움켜잡는다. 숨을 들이쉬며 다리를 옆으로 펴준다. 뒷꿈치를 밀며 무릎을 펴주고 숨을 내쉬며 자세를 유지한다. 이때 골반이 바깥쪽으로 밀려나지 않도록 유의해야 한다. 몸 전체가 기울어지지 않도록 집중한다. 다시 원위치로 와서 다리를 내려놓은 후 서서히 다리와 골반을 움직여주고 반대를 시작한다. 다리를 앞으로 펴는 경우는 같은 방법으로 하되, 다리를 펼 때만 자신의 앞쪽 방향으로 뒷꿈치를 밀어서 펴주면 된다. 이때 골반이 좌우 또는 앞뒤로 빠져나가지 않도록 자세를 유지하면서 중심을 잘 유지해나갈 수 있도록 집중한다. 서서히 제자리로 돌아와서 다리와 골반을 움직여주며 호흡을 정리한다. 서서히 반대쪽으로 자세를 진행한다.

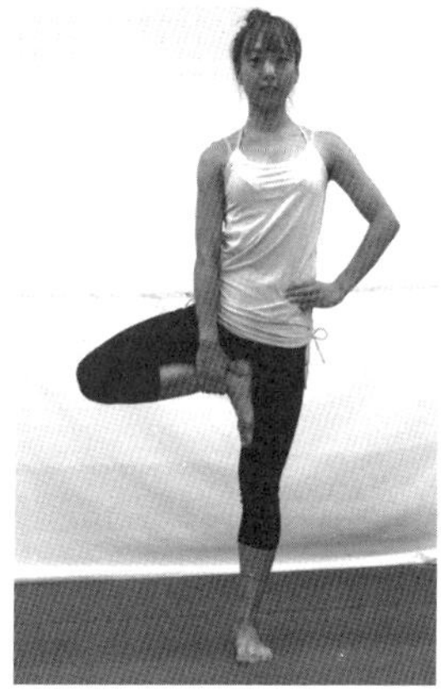

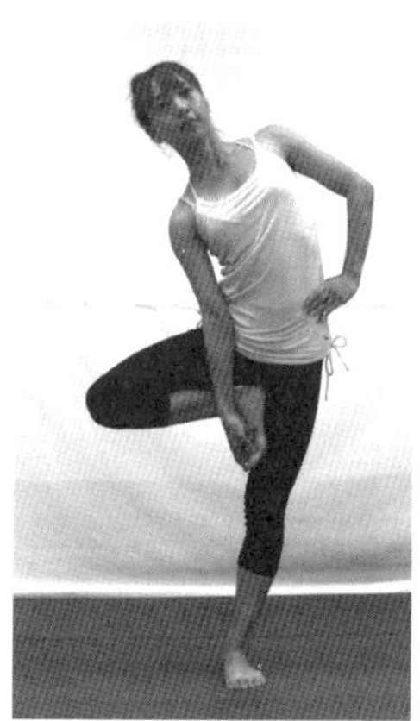

뒷꿈치를 회음부 가깝게 자세를
유지

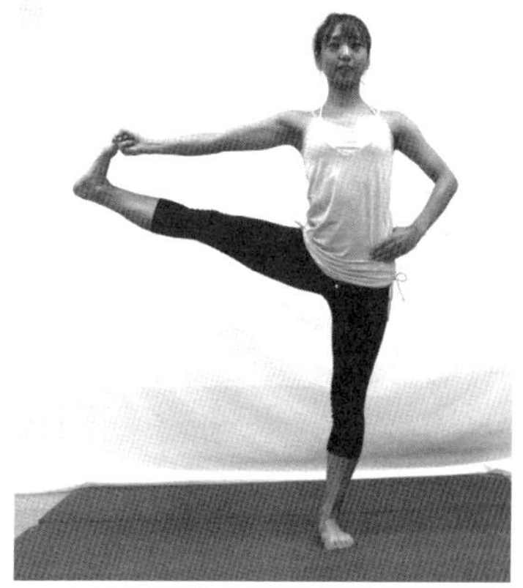

골반이 한쪽으로 밀리지 않도록 유의한다

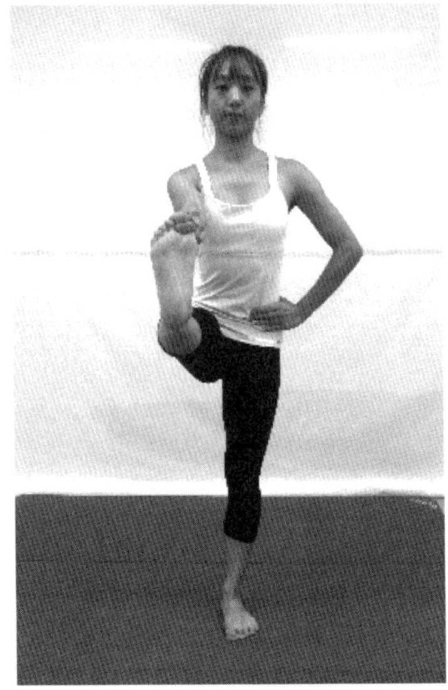

앞으로 다리를 펴는 경우, 골반이 앞뒤로 밀리지
않도록 자세를 유지한다

효과

다리 근력강화에 효과적.

집중력과 균형감 향상.

발목 경직을 풀어주고 발목을 유연하게 해주는 효과.

골반의 균형을 잡아주는 효과.

상체 숙여 뒷다리 당기는 자세

✔ **방법** 다리를 90도 정도 벌리고 발바닥 전체를 바닥에 대고 선다. 두 다리의 중심에 의식을 둔다. 양손은 골반을 잡고 팔꿈치를 위로 향하게 한다. 좌우 골반을 바른 위치가 되도록 체크한다. 숨을 들이쉬면서 상체를 앞으로 내린다. 척추를 바로 펴서 몸이 직각이 되도록 유지한다. 한 팔씩 앞으로 뻗어서 바닥을 멀리 짚고 등을 완전하게 펴준다. 이때 머리를 내려주며 견갑골까지 길게 자극될 수 있게 해준다. 숨을 내쉬며 자세를 유지한다. 머리를 들며 한 팔을 앞으로 진행하여 중심이 앞쪽으로 이동하게 해주며 반대쪽 팔도 그대로 따라간다. 이때 뒷꿈치가 들리지 않도록 유지해준다. 상체를 들어올려 다시 직각을 만들어주며 양팔은 어깨 높이에서 벌려준다. 이때 다시 들이쉬는 숨이며 엉덩이부터 어깨, 목까지 길게 연장되도록 의식을 확장시킨다. 뒷다리의 사용하지 않던 근육이 확장되고 강화된다. 내쉬는 숨에 상체를 숙여 양쪽 발목을 잡는다. 손을 풀어 두 다리 사이 바닥을 짚고 머리를 다리 사이로 넣고 상체와 다리를 가깝게 해준다. 호흡

을 내쉬며 자세를 유지한다. 뒷꿈치부터 엉덩이까지 수직에 가깝
게 스트레칭되며 아랫배에 자극이 온다. 충분히 자세가 인지되었
으면 서서히 상체를 세우고 다리를 모아 서서히 걸어주고 앉았다
일어났다 반복하며 뒷다리에 무리가 오지 않도록 풀어준다. 정리
를 해준다. 호흡을 편안하게 유지해준다.

point 6-1

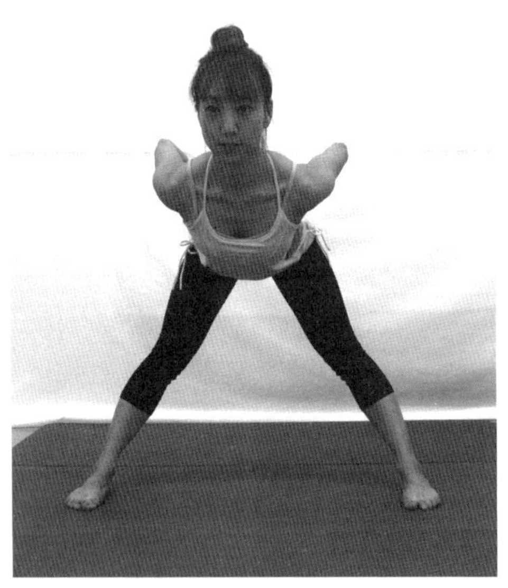

팔꿈치를 위로 자세를 유지한다

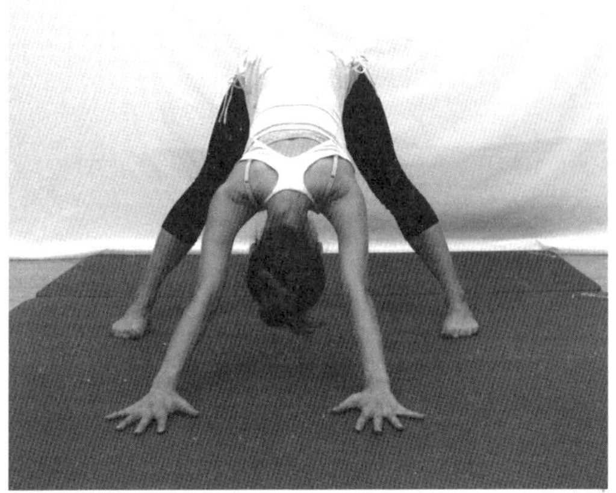

손바닥 발바닥을 바닥에 완전하게 붙인다

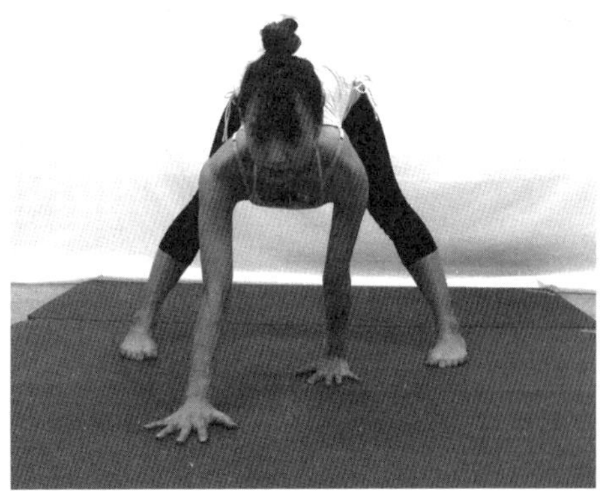

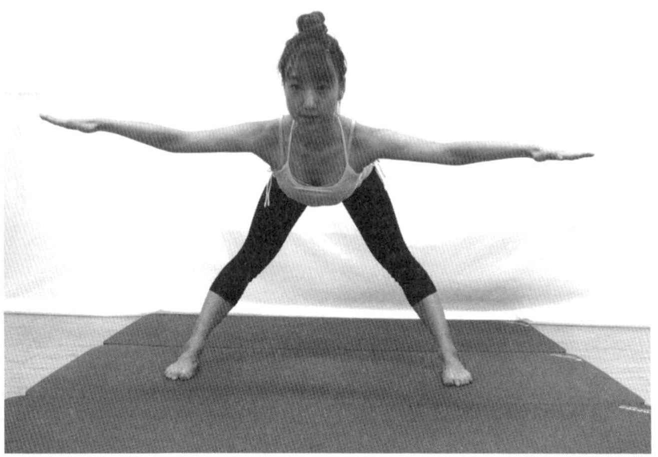

몸의 중심이 앞뒤로 밀리지 않도록 유의한다

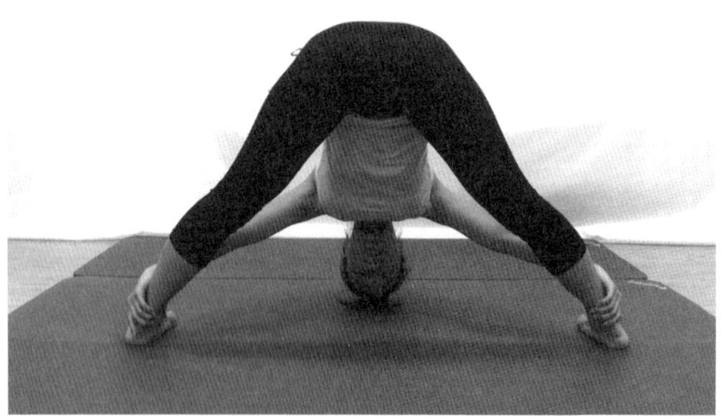

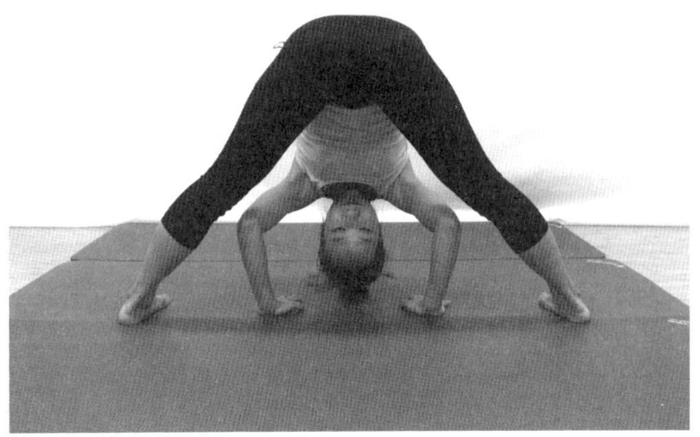

머리를 다리 사이로 넣어주는 느낌으로 상체를 숙인다

효과

다리를 아름답게 해주는 효과.

다리의 군살 제거, 근육을 길게 만들어주는 효과.

등 근육을 펴주면서 등의 군살 정리.

등의 통증을 해소해주는 효과.

골반이 위아래로 치우쳐 있음을 인지함.

균형을 잡는 데 효과적임.

박쥐 자세

✔ **방법** 두 다리를 옆으로 벌려준다. 무리하지 말고 자신이 벌릴 수 있는 만큼 벌려주며 양발을 가슴 쪽으로 당겨준다. 이때 좌골을 느끼고 무릎이 굽어지지 않도록 유의한다. 두 팔은 바닥을 짚고 편안하게 자세를 유지한다. 들이마시는 숨에 팔을 앞으로 쭉 뻗어서 상체가 바닥을 향해 내려가도록 한다. 내쉬는 숨에 자세를 충분히 유지한다. 마무리는 Point7-4 골반 닫기 자세로 해주는 것이 좋다. 박쥐 자세에는 여러 가지 손의 변화가 있다. 양손으로 엄지발가락을 움켜잡고 상체를 바닥으로 내려주는 경우도 있다. 양손을 허벅지 밑으로 넣어서 상체를 바닥에 둔 채 유지하는 자세도 박쥐 자세이다. 다리를 벌려주는 데 중점을 두며 팔 위치에 따라 자극의 정도 차이가 있다.

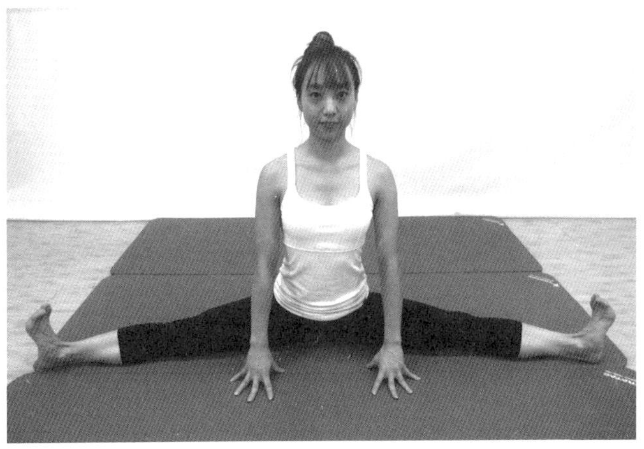

발을 당긴 상태로 자세를 유지한다

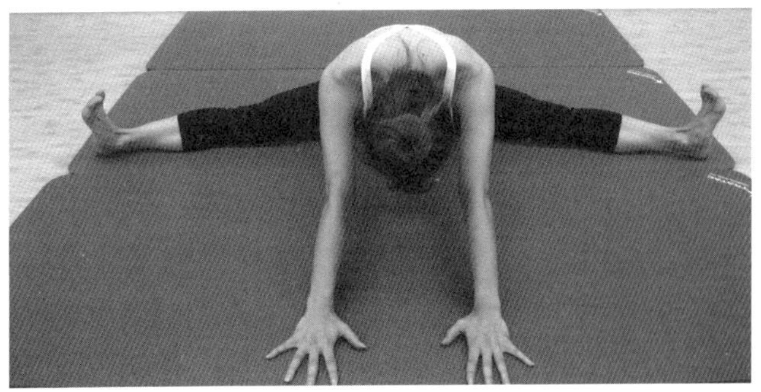

point 7-3

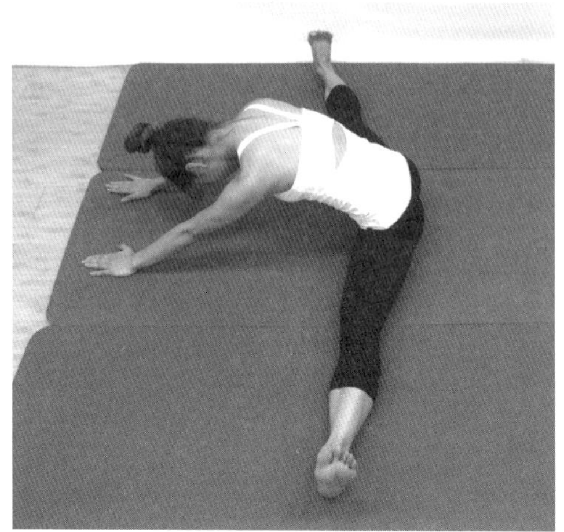

엉덩이, 허벅지가 들리지 않도록 자세를 유지한다

point 7-4

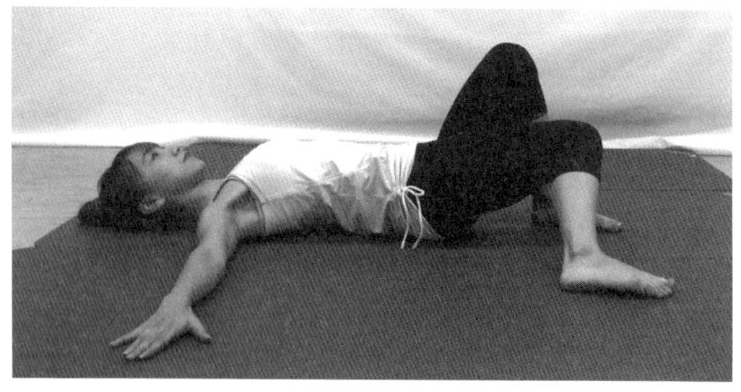

한쪽 무릎은 세워놓고 반대쪽 다리를 안쪽으로 당긴다

효과

허벅지 내전근과 외전근을 강화하는 효과.

다리를 아름다운 라인으로 만드는 효과.

아랫배, 허벅지, 엉덩이 군살의 제거 효과.

골반 열림에 효과.

자궁을 튼튼하게 해주는 효과.

＊ 옆구리 · 허리 다이어트를 위한 point 요가

옆구리는 대부분 결리거나 경직에 의해 군살이 생겨나기 쉽다. 서서히 옆구리를 움직여주며 수련해 준다. 허리의 경우 전, 후굴을 적당하게 사용하며 우선적으로 혈액순환이나 허리 질병에 대해 체크하는 것이 좋다. 다음의 자세들을 수련해본다.

현 자세 응용, 외방허리비튼 전굴 자세, 엉덩이 들어 옆구리 기울기 자세, 아치 자세, 위로 향한 개 자세, 큰 아치 자세.

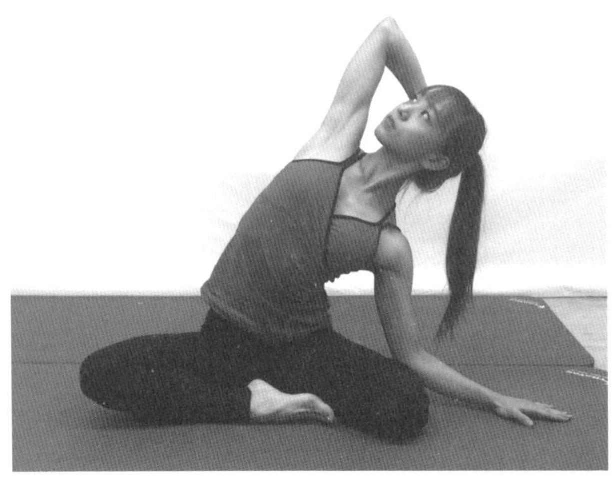

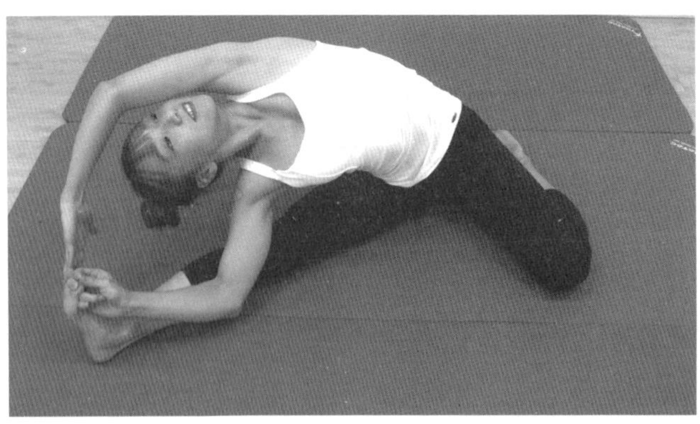

point 3 _ 엉덩이 들어 옆구리 기울기 자세

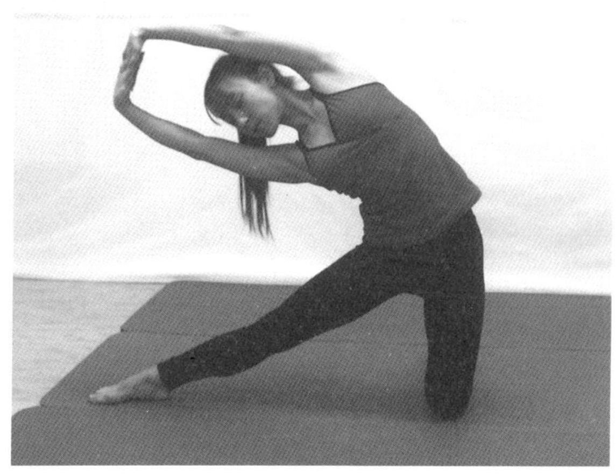

point 4 _ 아치 자세

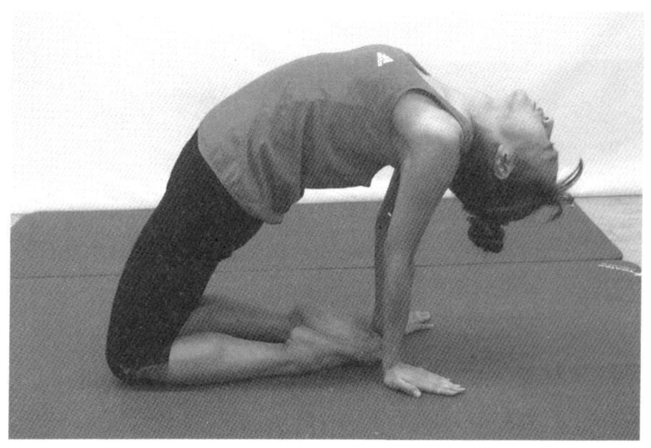

point 5 _ 위로 향한 개 자세

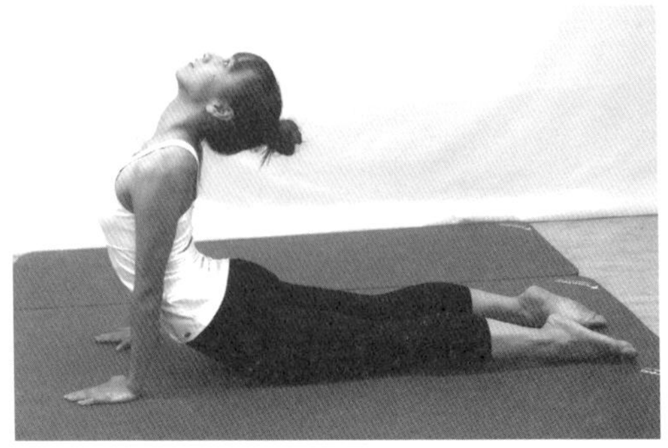

point 6 _ 큰 아치 자세

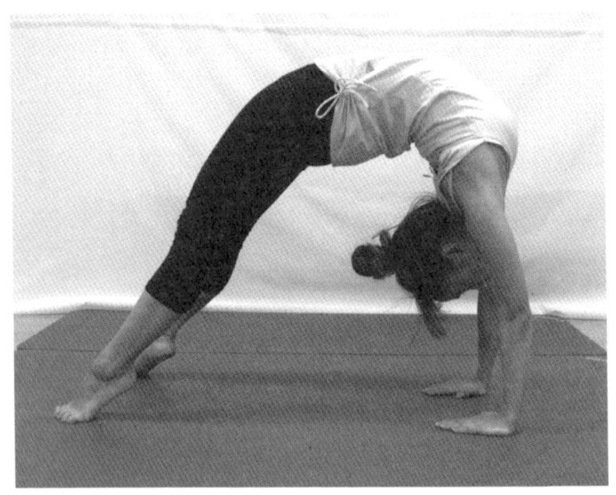

* 다음에서 위의 Point 1~Point 6까지의 옆구리, 허리다이어트 자세를
숙지하여 반복 수련하고 그 효과를 인지한다.

현 자세 응용

✔ **방법**　한쪽 다리는 내방, 다른 한쪽은 외방 자세를 한다. 골반을 의식하고 옆구리의 수축, 이완을 자각한다. 양쪽 엉덩이의 중심을 같게 유지하고 안쪽으로 놓은 쪽 팔을 머리 뒤로 올리고 바깥쪽 팔을 바닥을 짚어준다. 엉덩이 라인을 맞춰서 짚는다. 숨을 들이쉬며 외방으로 옆구리를 내려주며 시선은 위에 있는 팔꿈치를 봐준다. 이때 척추가 반듯하게 펴지도록 유지해야 한다. 자세를 유지하며 숨을 깊게 내쉬고 충분히 옆구리와 골반에 자극이 올 수 있도록 한다. 서서히 원 위치로 돌아와 다시 5~6회 반복한다. 충분히 자세가 인지되었으면 호흡을 조절하며 팔다리를 풀어서 정리한 후 반대쪽을 시작한다. 불편한 쪽을 체크하여 반복해준다.

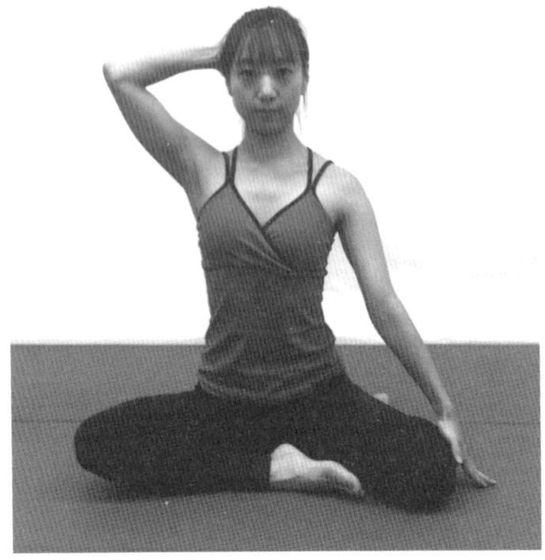

팔꿈치를 옆으로 유지

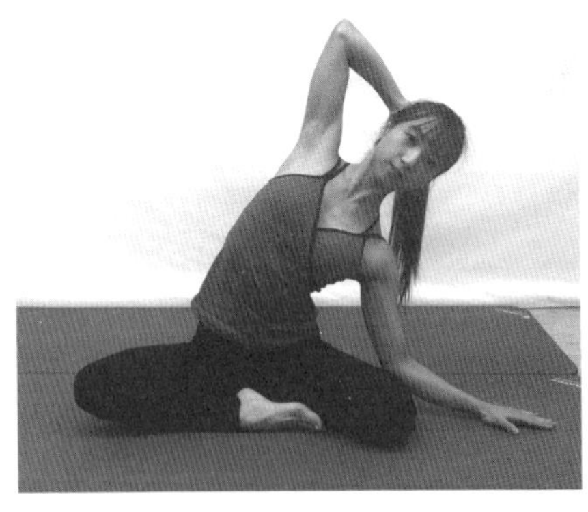

엉덩이가 들리지 않도록 유의한다

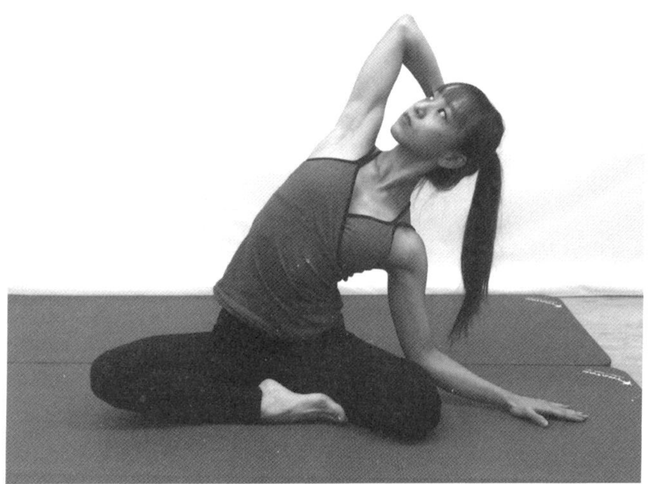

시선은 위 팔꿈치를 향한다

효과

옆구리의 결림과 통증 해소에 효과.

옆구리 군살 제거에 효과.

골반 교정에 효과적.

치우침이 심한 쪽 체크.

외방 허리 비튼 전굴 자세

✔ **방법** 한쪽 다리를 외방 자세로 두고 다른 한쪽 다리는 발을 가슴 쪽으로 당긴 상태에서 길게 펴준다. 양쪽 엉덩이 중심을 바닥에 정확하게 둔 상태에서 펴진 다리 쪽으로 옆구리를 내리면서 검지와 중지손가락으로 엄지발가락을 움켜잡는다. 잡은 팔의 팔꿈치를 바닥에 내려놓는다. 이때 척추가 펴지도록 얼굴을 들며 반대 어깨를 최대로 오픈시켜서 새끼발가락을 잡는다. 어깨가 충분히 오픈되면서 머리 뒤로 보내서 새끼발가락을 잡게 되면 허리가 비틀어짐을 느끼게 된다. 얼굴이 양쪽 팔 안에서 시선은 위로 바라본다. 숨을 깊게 내쉬며 편안하게 자세를 유지한다. 엉덩이가 들리지 않도록 유의하며 펴진 상태인 다리의 무릎이 굽지 않도록 자세를 유지한다. 이때 팔꿈치가 바닥에 닿기 힘든 경우에는 무릎에 살며시 올려놓고 자세를 유지한다. 자세가 충분히 인지되었으면 서서히 손을 풀고 상체를 세우고 다리를 풀어 허리를 좌우로 움직여주고 다리를 떨어서 정리해주며 옆구리와 뒷다리의 수축, 이완이 충분히 느껴지도록 한다.

point 2-1

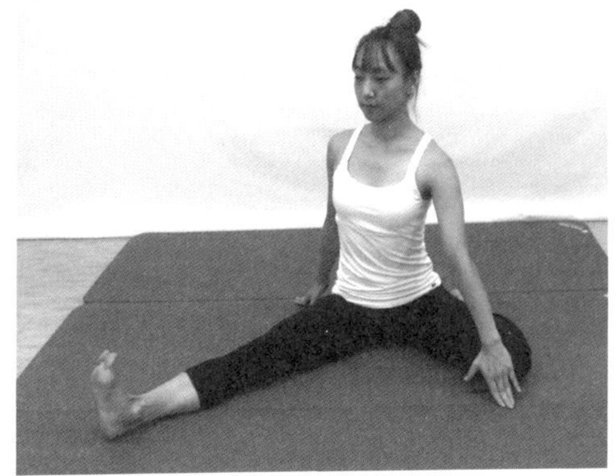

엉덩이를 바닥에 밀착시킨다

point 2-2

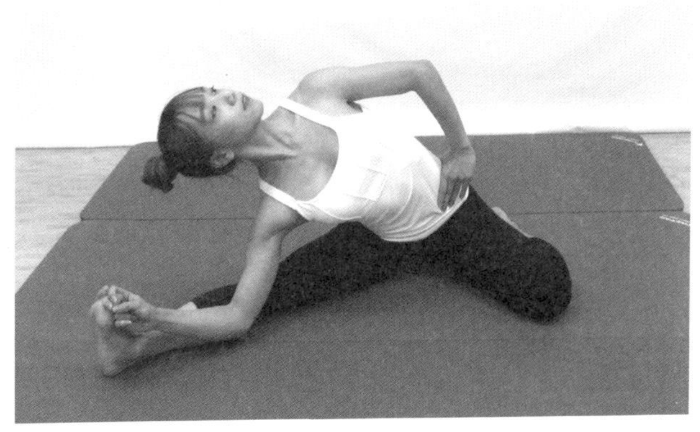

팔꿈치를 바닥에 내려놓는다

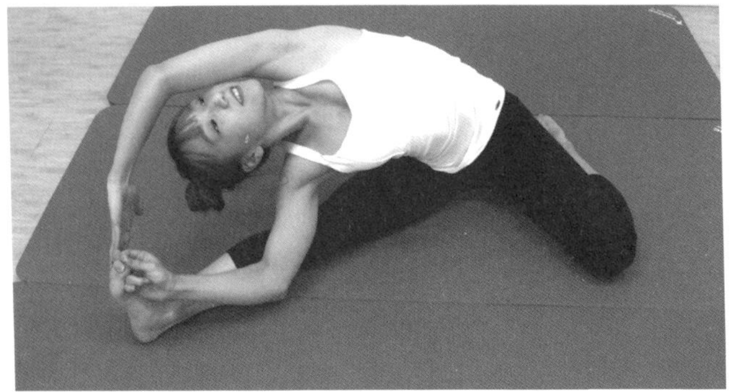

팔을 뒤로 보내고 척추를 펴서 자세를 유지한다

효과

옆구리의 수축, 이완에 의한 자극으로 군살 제거에 효과적.

옆구리 결림을 풀어주고 통증 완화에도 효과적.

뒷다리 근육을 스트레칭시켜주면서 다리 라인이 예뻐지는 효과.

다리는 외방, 내방 자세 모두 가능.

골반 교정 효과.

엉덩이 들어 옆구리 기울기 자세

✔ **방법** 한 쪽 무릎을 대고 엉덩이를 든 상태에서 반대 쪽 다리는 옆으로 길게 펴준다. 무릎을 바닥에 붙인 다리는 뒤로 보내고 발목을 펴준다. 가슴 앞에서 두 손을 깍지 낀 후 머리 위로 깍지 낀 손바닥을 밀어올린다. 호흡을 들이마신 상태에서 펴진 다리 쪽으로 옆구리를 기울여준다. 어깨와 골반이 일직선이 되도록 유지하며 위에 있는 어깨가 앞으로 기울지 않도록 자세를 유지해야 한다. 이때 팔을 굽히지 않으며 반대 쪽 골반이 밀려서 몸에서 빠져나가지 않도록 자세를 유지해준다. 옆구리에 자극을 느끼며 척추가 반듯하게 펴질 수 있도록 유의한다. 숨을 깊게 내쉬며 자세를 충분히 유지해준다. 서서히 상체를 들고 팔을 풀면서 편안하게 앉아서 무릎에 무리가 오지 않도록 움직여주고 옆구리도 좌우로 움직여준 후 반대쪽을 시작한다. 잘 안 되는 쪽을 반복하는 것이 좋다.

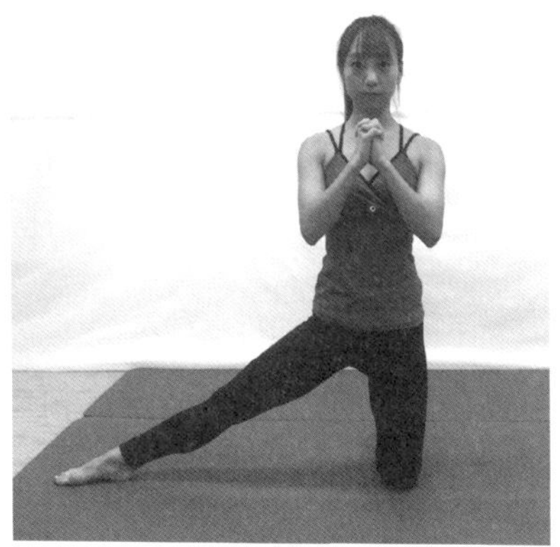

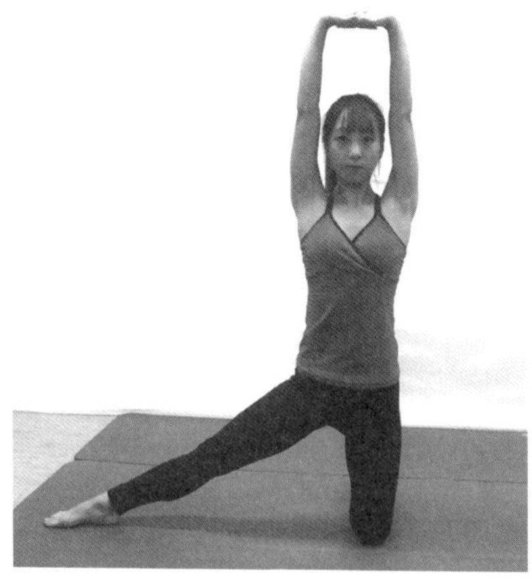

깍지 낀 손바닥을 위로 밀어 올린다

point 3-3

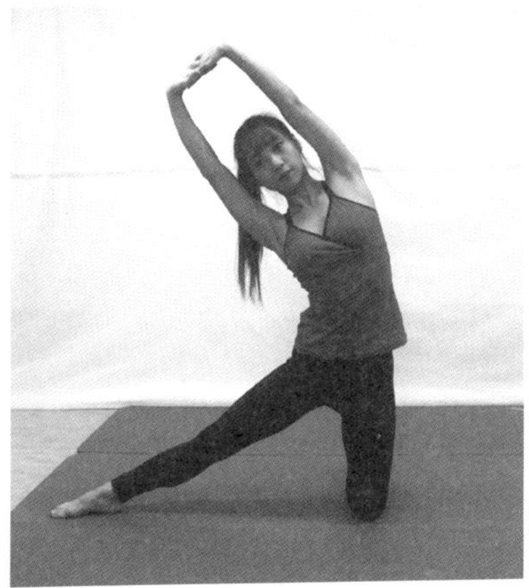

팔은 완전하게 펴고 척추가 굽어지지 않도록 자세를
유지한다

point 3-4

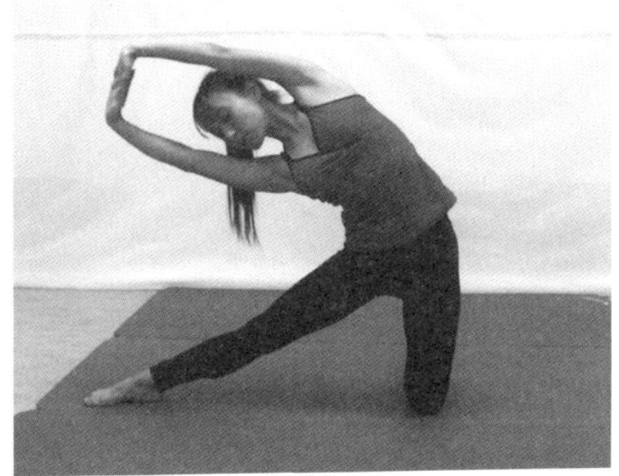

골반이 밀리지 않도록 유의하고
엉덩이가 빠지지 않도록 자세를 유지한다

옆구리의 결림과 경직이 풀리는 효과.

옆구리 군살 제거에 효과적.

두 팔을 깍지 낀 상태로 어깨를 고정시킨 후 옆구리를 기울여주는 동작은 척추교정에 효과적.

펴진 다리 뒷근육을 스트레칭하는 효과.

•아치 자세

✔ **방법** 금강좌 자세로 앉는다. 척추를 바로 펴서 편안하게 호흡하며 서서히 두 팔을 엉덩이 뒤의 바닥을 짚는다. 가슴을 들어 하늘을 보고 목을 뒤로 젖혀서 가슴을 충분히 확장시켜준다. 들이쉬는 숨에 엉덩이를 들어서 복부를 자극시켜주고 양쪽 골반의 위치를 인식하고 허리의 수축과 가슴의 확장을 인지하며 의식을 확장시킨다. 숨을 깊게 내쉬며 자세를 충분히 유지한다. 뒷목을 완전히 젖혀주어야 한다. 서서히 원 위치로 돌아와서 앞으로 숙여서 허리를 편하게 해주고 다리를 풀고 어깨를 움직여주며 정리해준다. 편안한 호흡으로 마무리해준다.

이 자세 후 토끼 자세나 아기 자세, 고양이 자세 등을 해 주는 것이 몸통의 수축이완과 신체의 무리를 예방한다.

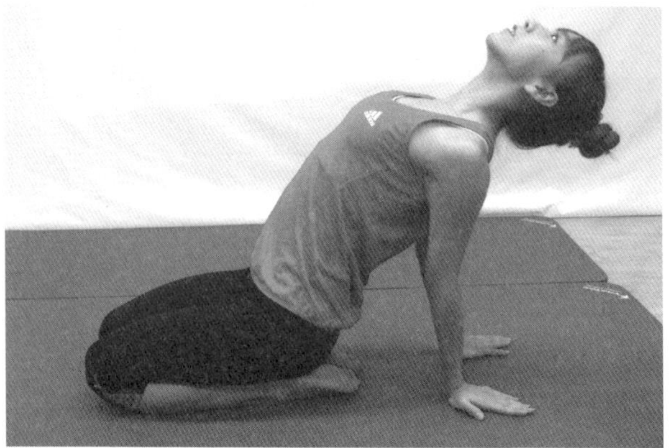

무릎을 모으고 발목 편 상태로 자세를 유지한다

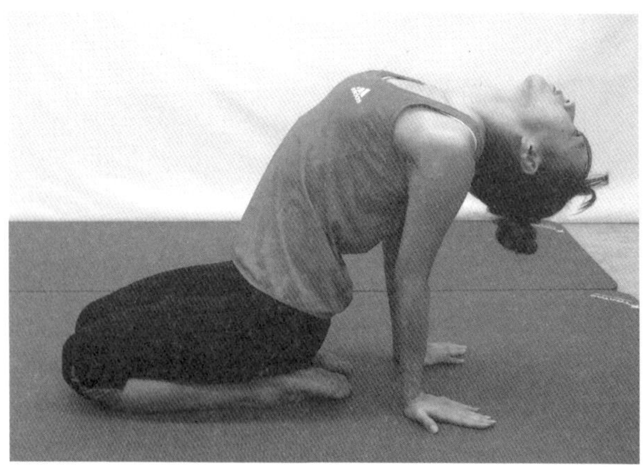

양팔을 중심이 같게 자세를 유지한다

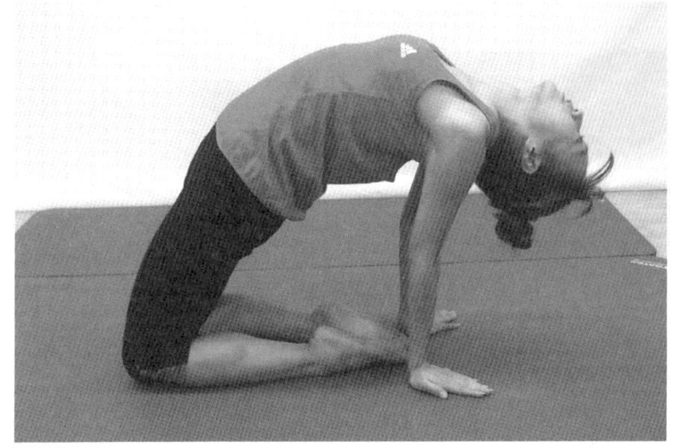

목을 완전히 뒤로 젖혀서 갑상선을 자극해준다

효과

허리통증 완화.

허리의 경직 완화, 군살 제거에 효과적.

골반을 길게 늘려주는 효과.

엉덩이근육을 단단하게 조여주는 효과.

목을 충분히 젖혀주면서 갑상선을 자극하여 건강하게 해줌.

발목을 펴주는 효과.

가슴을 확장하여 폐활량을 개선하는 효과.

위로 향한 개 자세

✔ **방법** 엎드린 상태에서 이마를 바닥에 대고 두 손은 겨드랑이 옆 바닥을 짚는다. 허리가 유연하면 손을 허리 쪽으로 내려서 짚고 시작한다. 이때 골반과 허벅지가 들리지 않도록 유지해 주어야 한다. 들이쉬는 숨에 상체를 서서히 들어올린다. 상체를 충분히 들어올리고 하늘을 바라본다. 이때 골반과 허벅지가 들리지 않도록 주의해야 한다. 아래로 향한 개 자세는 발가락을 세우고 엉덩이를 들어올린다. 다리는 편 상태로 유지하며 뒷꿈치는 바닥 쪽으로 밀며 팔을 길게 편 상태에서 겨드랑이를 최대한 바닥 쪽으로 보내주고 상체를 깊게 내려준다 양 손과 발의 위치를 고정시켜야 효과가 있다. 날숨을 쉬며 자세를 충분히 유지해준다. 위로 향한 개 자세를 한 후에는 아래로 향한 개 자세를 해주는 것이 좋다. 허리에 무리가 오지 않으며 견갑골의 수축 이완까지 하게 되기 때문에 함께 수련해 주는 자세로 인지한다.

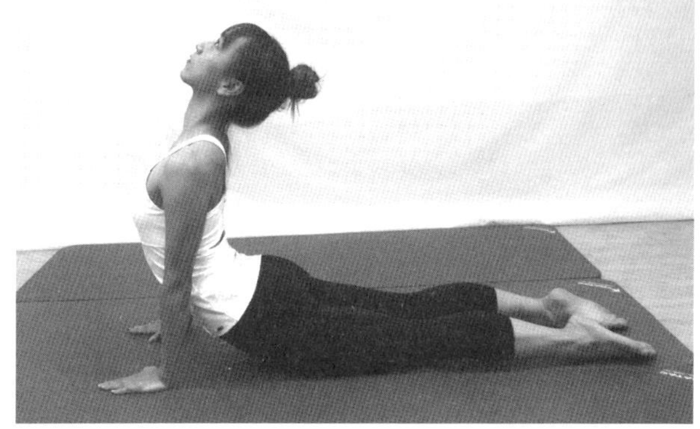

되도록 골반이 들리지 않도록 유의한다

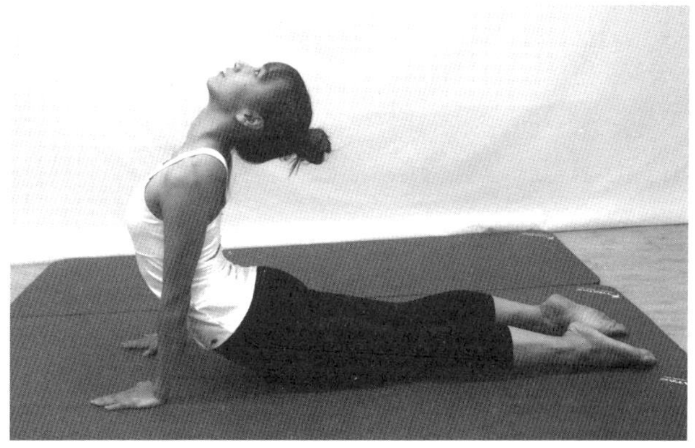

들숨으로 자세를 유지한다

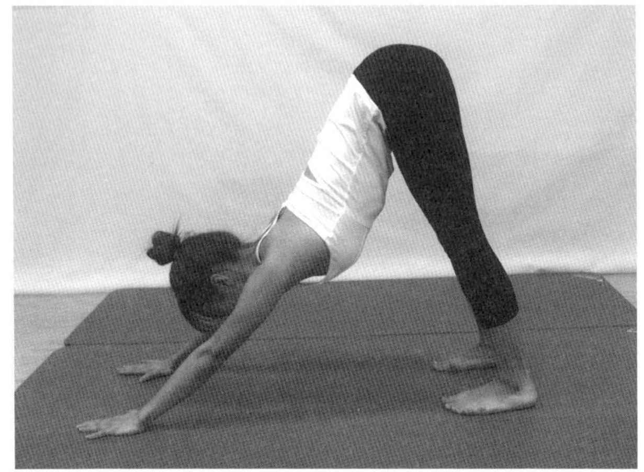

날숨을 쉬며 뒷꿈치를 되도록 바닥으로 내리며 자세를 유지한다

효과

허리 통증 완화.

요추의 군살과 견갑골의 근육을 정리하여 아름다운 등 근육을 만들어줌.

뒷다리를 늘려주면서 다리근육 강화.

다리 라인을 길게 만들어 줌.

요추의 유연성과 견갑골의 확장에 효과 있음.

큰 아치 자세

✔ **방법** 두 다리를 외방 자세로 앉는다. 척추를 반듯하게 펴고 안쪽 엉덩이의 중심을 같게 유지한다. 한 팔씩 뒤로 내려서 팔꿈치를 대고 바닥을 짚는다. 서서히 눕는다. 두 팔을 머리 위에서 겹쳐주며 가슴을 확장시킨다. 자세를 충분히 유지시켜준 후 두 손을 어깨 쪽으로 가져가 손바닥으로 바닥을 짚는다. 숨을 들이시며 서서히 가슴을 들어올리며 확장시켜준다. 정수리가 바닥에 닿을 정도로 가슴을 들어주며 정수리에 무리가 가지 않도록 너무 오랜 시간 지속하지 않는다. 서서히 골반을 위로 들며 엉덩이를 최대한 들어올린다. 이때 바닥에 짚은 손을 다리 쪽으로 가까이 가져온다. 손과 발이 가까워진 상태에서 무리하지 말고 편안한 곳까지만 손을 당겨온다.

자세가 인지된 상태에서 팔을 펴서 올리며 한쪽 다리를 먼저 펴기 시작한다. 두 다리가 다 펴지고 두 팔이 펴진 상태, 뒷꿈치까지 들어올리고 숨을 깊게 내쉬며 자세를 인지시킨다. 이 자세는 갑자기 요가 자세를 한 사람들에게는 피하는 것이 좋으며 다른 자세들을 충분히 수련한 상태에서 단계별로 서서히 수련해 나가는 것이 바람직하다. 자세를 마친 후 서서히 발을 내리고 팔다리를 접고 엉덩이를 내려서 무리가 되지 않도록 한다. 처음에 스스로 내려오는 것이 어려울 때 옆 사람의 도움을 받아서 내려오는 것도 좋은 방법이다.

point 6-1

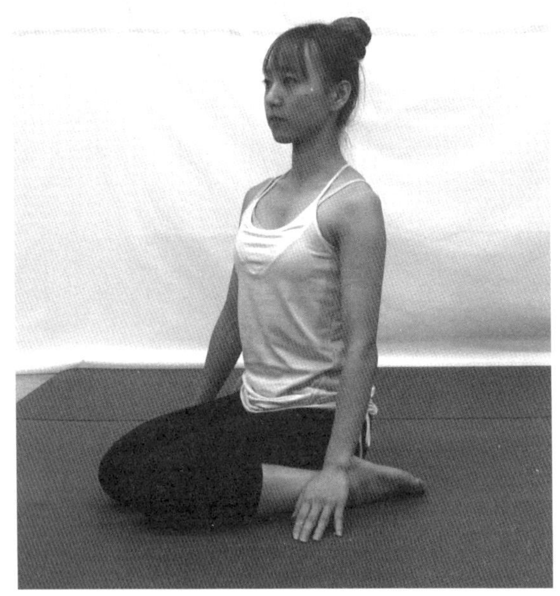

발목을 편 상태로 자세를 유지한다

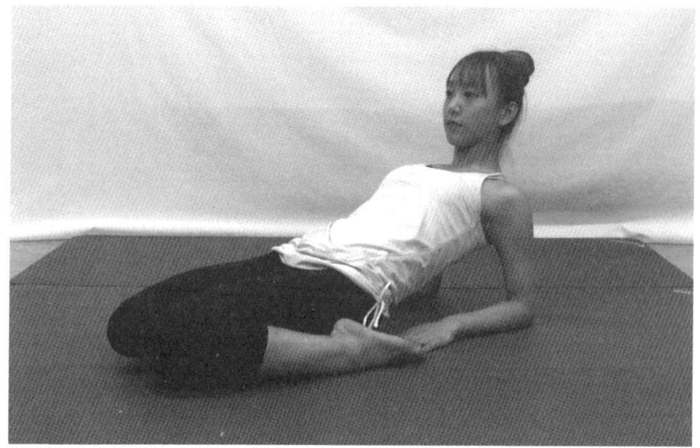

한 번에 빨리 눕지 말 것

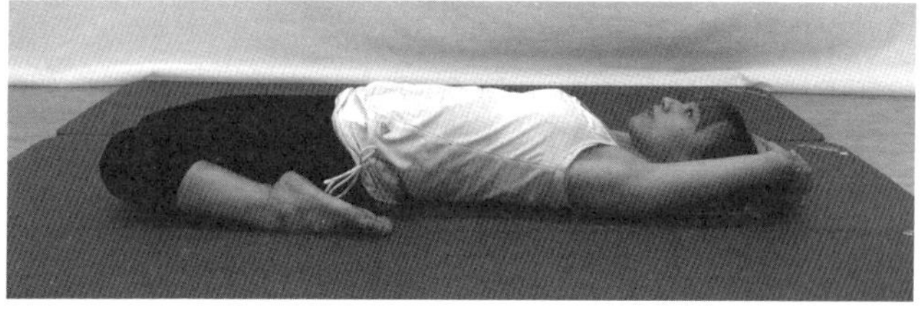

point 6-4

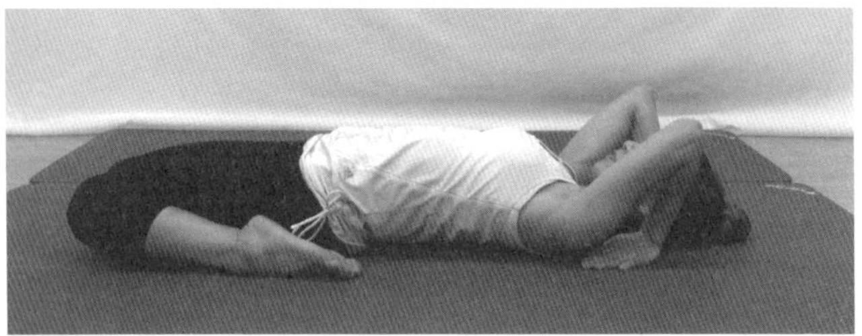

point 6-5

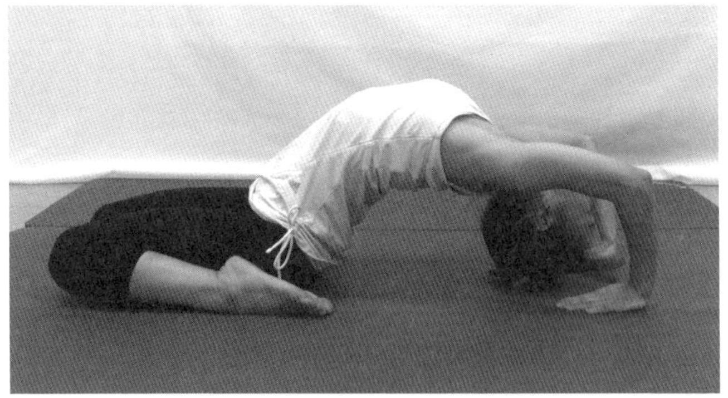

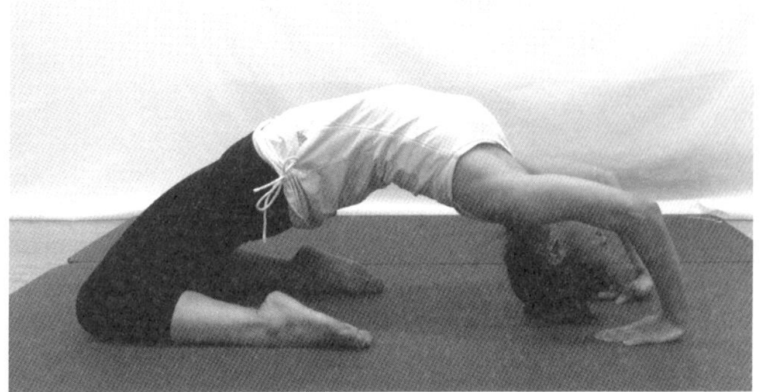

두 다리와 어깨의 중심을 같게 유지해준다

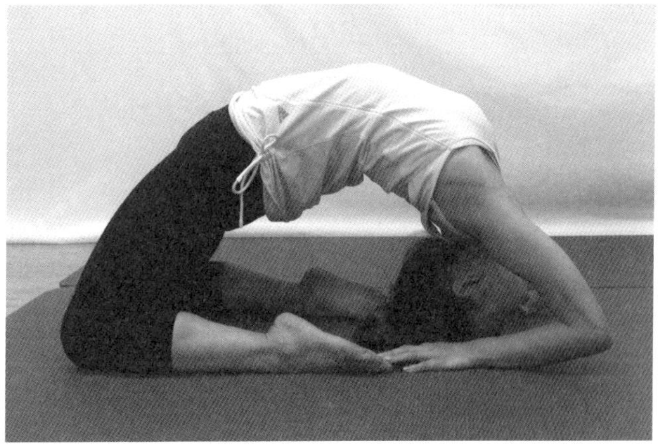

정수리에 무리가 되지 않도록 주의한다

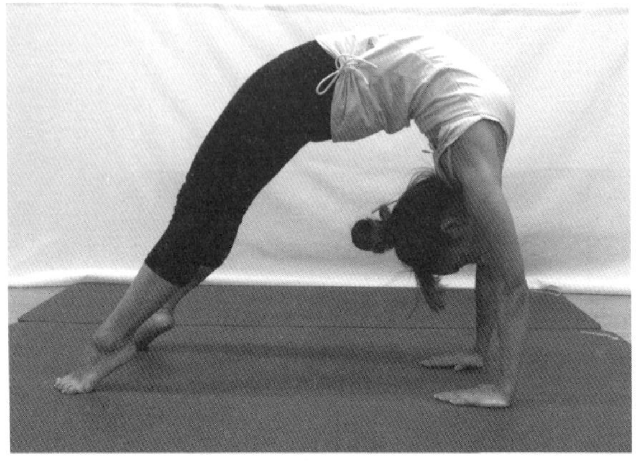

발목, 발등을 편 상태로 자세를 유지한다

효과

장기를 자극하여 길게 스트레칭시켜주는 효과.

복부를 자극하여 복부의 군살을 제거하는 효과.

허리를 최대한 아치로 만들어주므로 때문에 허리의 유연성 향상에 효과.

척추를 수축시켜주고 통증완화에도 효과적.

허리의 굽어짐이 해소되면서 군살이 제거되는 효과.

다리를 모으고 괄약근을 조이며 아치자세를 취하는 동안 엉덩이의 수축 최대로 느낌.

엉덩이 근육을 정리하면서 탄력 있는 엉덩이를 만들어줌.

3장

정리와 휴식을 위한 필수 요가

요가의 모든 자세를 정확하게 인지하는 것도 중요하지만 그에 따른 마무리, 호흡정리, 수축과 이완 등의 정리와 신체를 쉬게 해주는 것은 매우 중요하다. 항상 반대쪽으로 진행하기 전에 호흡을 정리하고 몸을 편안한 상태로 유지한 후 시작해야 한다. 요가는 무리하지 않아야 함이 철칙이다. 장시간 수련을 하는 것보다는 30분에서 50분씩 1일 2회 하는 것이 가장 적당하다. 쉼을 위한 자세로 송장자세와 복식호흡, 귀 압력자세, 목 풀기자세 I, II, 어깨, 등 쉼 자세, 허리 쉼 자세, 후굴자세 후 쉼 자세.

point 1 _ 송장 자세와 복식 호흡

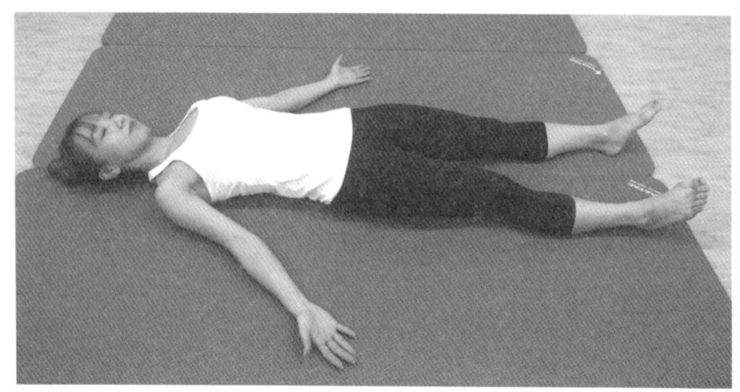

point 2 _ 귀 압력 자세

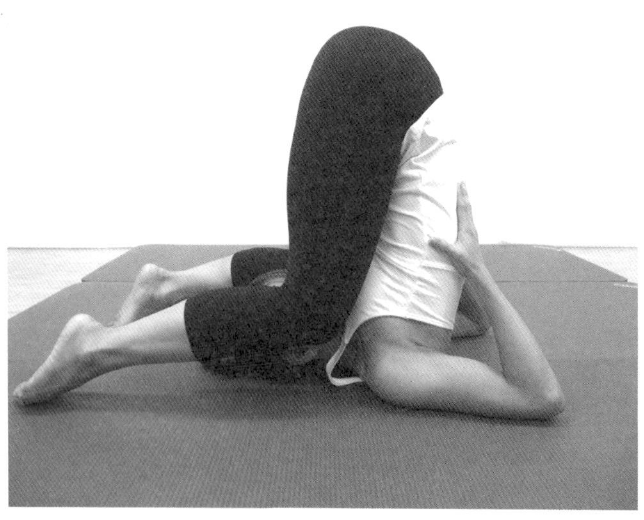

point 3 _ 목 풀기 자세 I

point 4 _ 목 풀기 자세 II

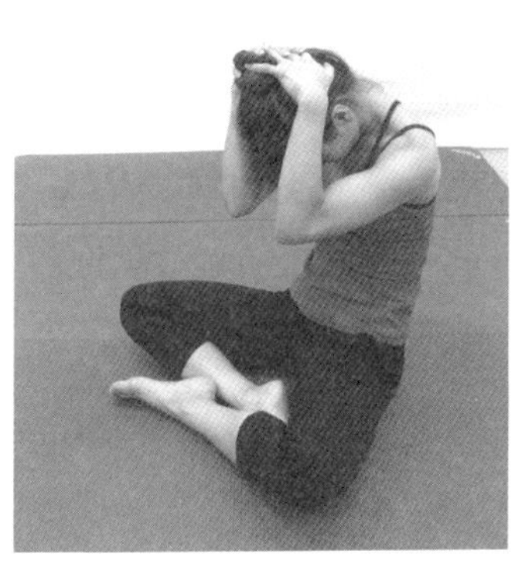

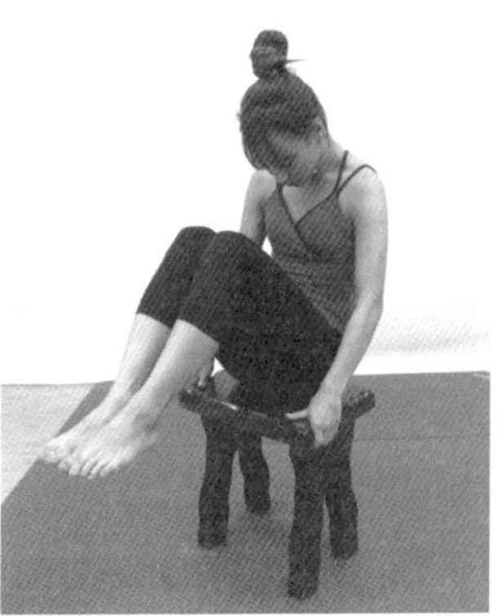

point 5 _ 어깨, 등 쉼 자세

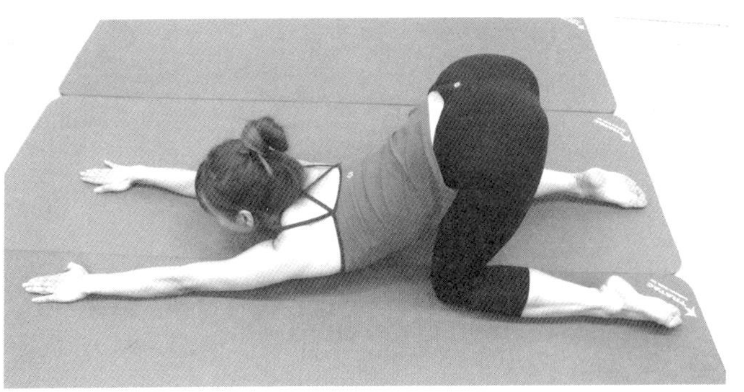

point 6 _ 허리 쉼 자세

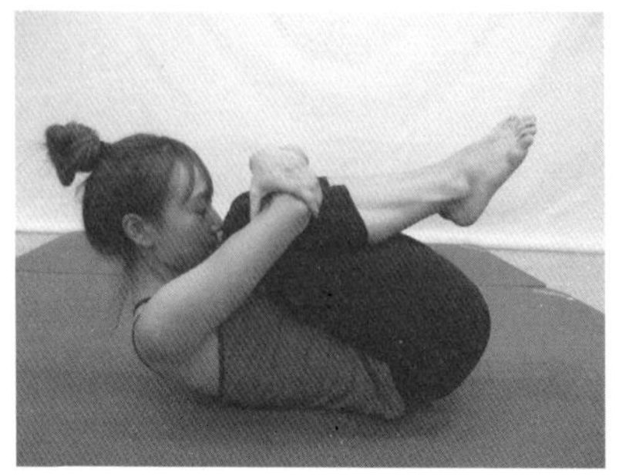

point 7 _ 후굴 자세 후 쉼 자세

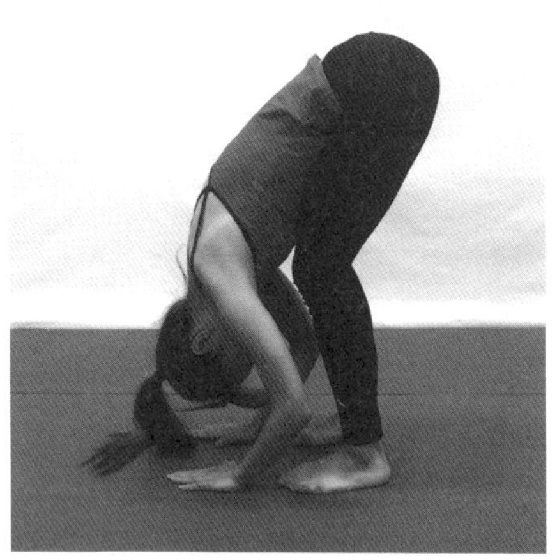

* 위의 point 1~point 7까지의 쉼 자세를 숙지하여 아사나 동작을 마친 후에 적절한 쉼 자세들을 선택하여 충분하게 활용해준다.

송장 자세

✔ **방법** 온몸을 바닥에 대고 자신의 신체를 느끼며 편안하게 눕는다. 양팔은 손바닥을 위로해서 몸 옆에 내려놓는다. 두 다리는 힘을 빼서 살짝 벌리고 턱은 쇄골 쪽으로 당겨준다. 두 눈은 지그시 감고 얼굴은 편안한 미소를 지으며 모든 생각을 없애고 편안한 호흡으로 자세를 유지한다. 충분히 자세를 유지하는 것이 좋으며 요가수련 시 맨 마지막에 해주는 것이 좋다. 수련시간이 길 때, 30분 이상 일 때는 중간에 한 번씩 송장 자세를 취해서 몸 전체에 쉼을 주며 호흡도 정리할 수 있는 시간을 할애한다.

＊ 송장 자세에서의 복식 호흡

송장 자세를 한 후 한 손으로 배를 쓸며 돌려서 장기를 자극해준다. 다른 한 손은 가슴 위에 올려 놓고 흉상호흡이 되지 않도록 체크해준다. 그 상태에서 커다랗게 배를 부풀리며 숨을 들이쉬고 내쉬는 숨에 배를 가라앉게 한다. 복식 호

흡은 천천히 진행하면서 장기가 모두 자극받을 수 있도록
해야 한다. 특히 내쉬는 숨은 깊게 하여 노폐물이 밖으로 최
대한 많이 배출될 수 있도록 한다.

point 1-1

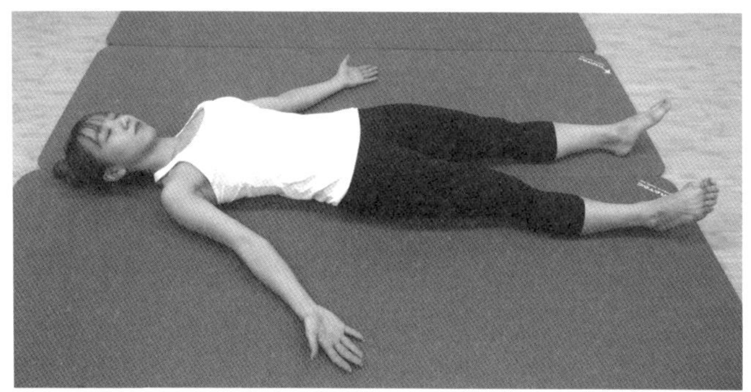

턱을 쇄골 쪽으로 당김

효과

전신을 편하게 쉬게 해주는 자세로 긴장된 근육을 풀어주는 효과.

의식을 한 곳으로 모으고 집중할 수 있는 자세이며 복식호흡을 동반할
경우 장기에 자극을 주어 다이어트에 효과적.

혈액순환에도 도움.

귀 압력 자세

✔ **방법** 똑바로 누운 상태에서 손등을 위로 하고 바닥을 눌러주며 숨을 들이마시면서 두 다리를 들어서 머리 뒤로 넘긴다. 손으로 허리를 잡아주고 두 다리는 길게 펴서 멀리 보내준다. 숨을 내쉬며 자세를 유지해주고 장기를 자극시킨다. 다시 숨을 들이쉬며 두 무릎을 굽혀서 양쪽 귀 옆으로 당겨들인다. 충분히 당기면 무릎이 바닥에 닿기도 한다. 양쪽 무릎으로 귀를 지그시 눌러주며 숨을 깊게 내쉰다. 요추부터 엉덩이, 허벅지 뒤가 당겨져서 시원함을 느끼게 된다. 자세를 충분히 유지하며 인지시킨다. 마무리할 때는 척추에 무리가 오지 않도록 서서히 등을 말아서 척추를 하나씩 바닥에 닿게 한다는 느낌으로 내려준다. 서서 하는 자세나 후굴 자세를 위주로 했을 경우 잠시 누워서 귀 압력 자세를 하면 다리, 목 부위에 편안함을 준다.

point 2-1

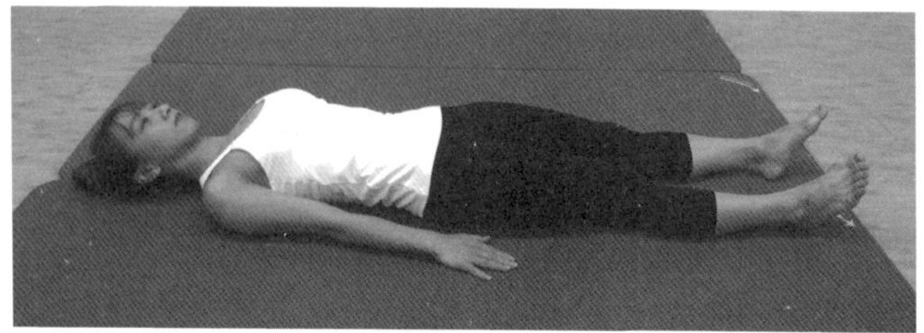

point 2-2

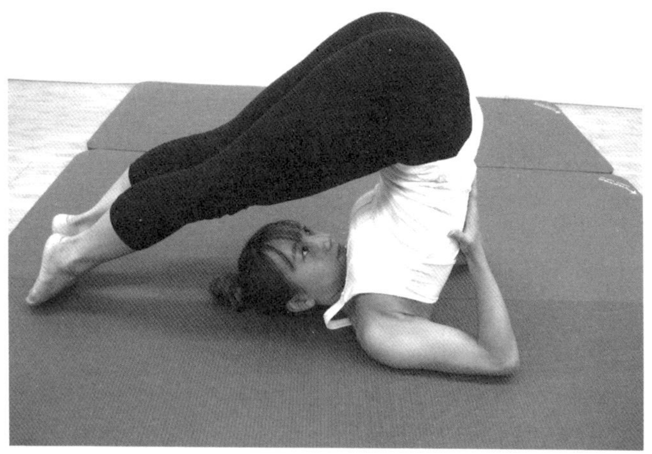

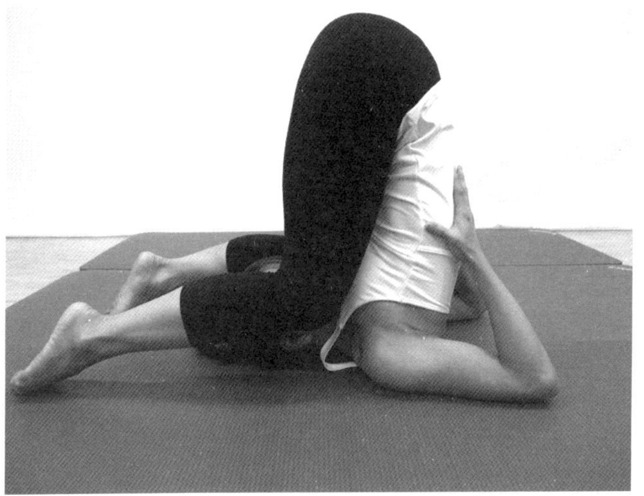

귀를 지그시 눌러주며 유지

효과

목, 심장, 다리를 편하게 쉬게 해주는 효과.

뒷목이 아픈 느낌을 주기도 하는데 서서히 시원함을 느끼면서 스트레칭을 시켜줌.

뒤로 젖히는 자세 후에 귀 압력 자세를 취하면 효과적.

귀를 누르는 자세를 취하면 외부와 차단되는 느낌을 주고 집중이 되면서 편안하게 자세를 유지할 수 있음.

목 풀기 자세

✔ **방법**　반가부좌 자세 또는 편안하게 다리를 놓은 자세로 앉는다. 두 팔로 머리 뒤에서 깍지를 낀다. 이때 팔꿈치를 양옆으로 벌려주고 척추를 반듯하게 펴준다. 호흡을 들이쉬며 턱을 쇄골 쪽으로 당겨준다. 깍지 낀 팔을 모아서 머리를 앞으로 숙이고 팔꿈치를 모아준다. 내쉬는 숨에 몸통을 안으로 넣어주며 승모근까지 자극을 주도록 깊게 유지해준다. 이때 뒷목이 시원함을 느끼게 된다. 천천히 5회 정도 반복해준다. 마지막에 목을 길게 뒤로 젖혀서 앞 목을 한 번씩 자극해주며 편안한 호흡으로 정리해준다.

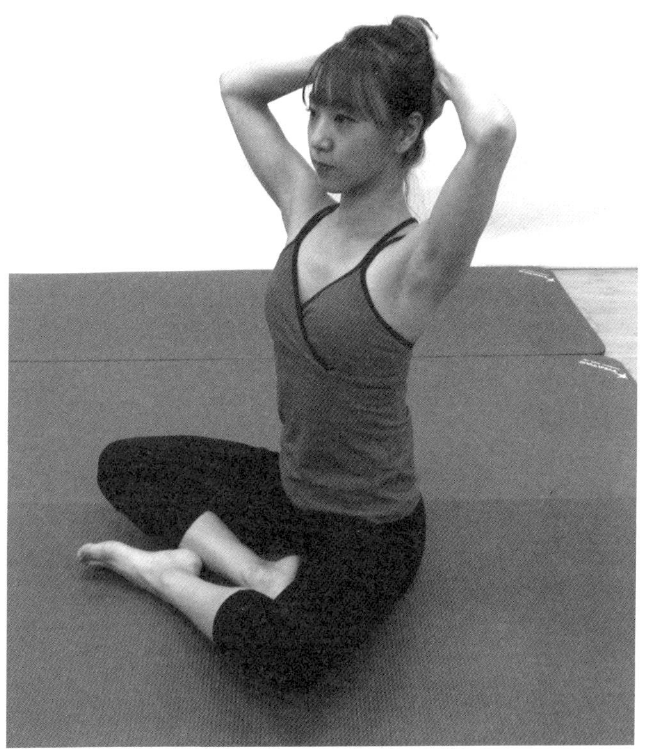

가슴을 확장하고 척추를 펴기 위해 팔꿈치를 옆으로 유지한다

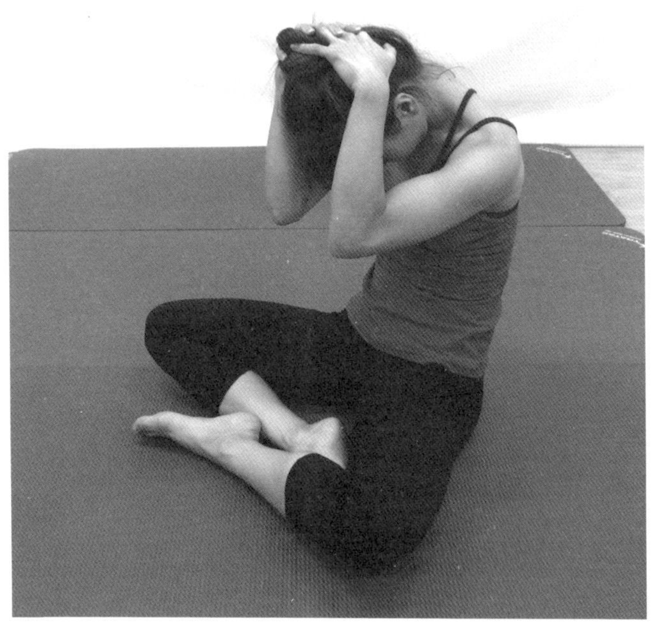

팔꿈치를 모아주고 좌골을 느끼며 내쉬는 숨으로 자세를 유지한다

목의 경직이나 긴장을 풀어주고 피로 해소의 효과

목 뿐 아니라 깊숙이 숙이면서 승모근의 긴장도 해소하는 효과.

목과 승모근의 유연성에 효과적.

좌골을 느끼며 요추, 척추 승모근, 목까지 스스로 체크하고 인지하게 해주는 효과.

목 풀기 자세 Ⅱ

✔ **방법**　의자에 앉은 상태에서 목 풀기를 할 때 좌골이 느껴지도록 의자의 앞부분에 앉는다. 척추를 반듯하게 펴고 두 팔은 양쪽 엉덩이 옆 의자를 잡는다. 두 다리는 발까지 모아서 발바닥을 바닥에 펼쳐놓는다. 머리를 뒤로 하여 하늘을 보며 가슴을 확장한다. 호흡을 편하게 유지하며 목 앞부분을 길게 늘려준다. 충분히 자세가 인지된 후 들이쉬는 숨에 턱을 쇄골 쪽으로 당기고 양쪽 무릎을 들어서 이마와 가깝게 모아준다. 이때 내쉬는 숨이다. 다리가 벌어지거나 발바닥이 떨어지지 않도록 유의하며 엉덩이 중심이 의자에 밀착되는 것에 유의하여 자세를 유지한다. 사무실이나 학교 등에서 활용할 수 있는 자세이다. point 4-1 자세는 처음 시작할 때와 마무리할 때 해주면 엉덩이 몸통 목, 다리 등이 편안해진다.

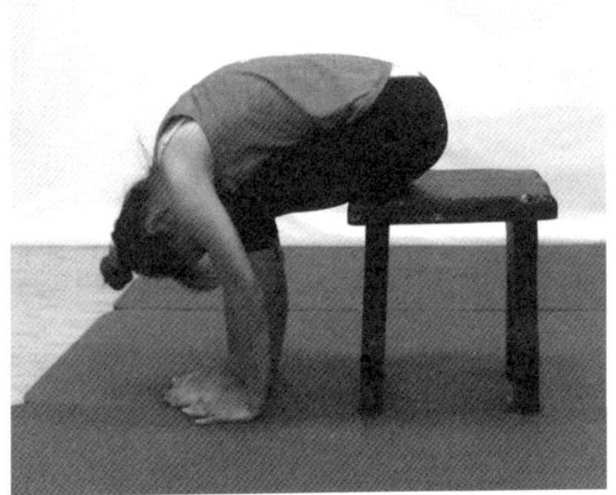

뒷목에 자극이 올 때까지 자세를 그대로 유지시킨다

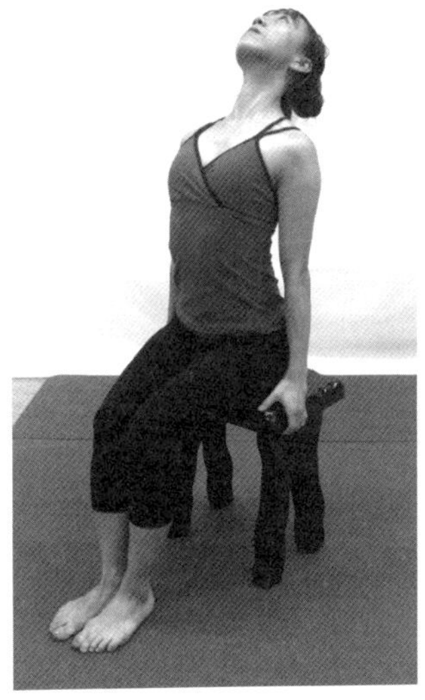

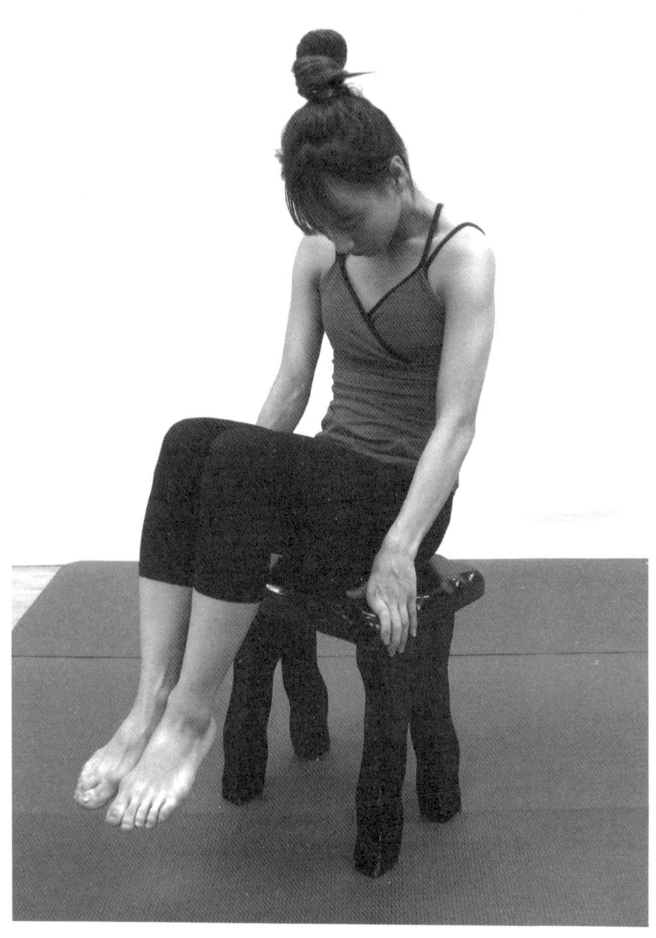

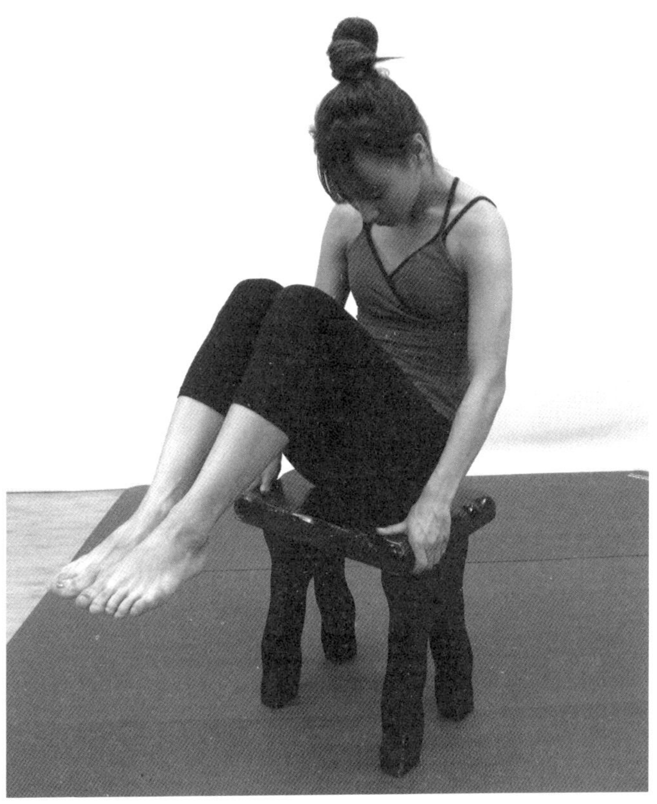

턱을 쇄골 쪽으로 당겨준다

목의 피로를 풀어주는 효과.

다리를 떨어뜨리지 않도록 다리의 내전근을 강화시켜 주는 효과.

골반과 자궁 수축에도 효과적.

복부 다이어트와 엉덩이 근육에도 좋은 자세.

어깨·등 쉼 자세

✔ **방법** 다리를 살짝 벌린 상태에서 손바닥을 바닥으로 하고 팔을 길게 뻗어 엎드린다. 등을 납작하게 하여 자세를 충분히 유지한 상태에서 호흡을 해준다. 서서히 팔을 앞으로 이동시키며 엉덩이를 높게 들어올린다. 겨드랑이가 바닥에 닿을 정도로 상체를 낮추고 엉덩이를 높게 해준다. 턱을 되도록 바닥에 대주며 시선은 앞을 보고 자세를 유지해 준다. 자세를 충분하게 인지시키며 호흡을 길게 해준다.

point 5-1

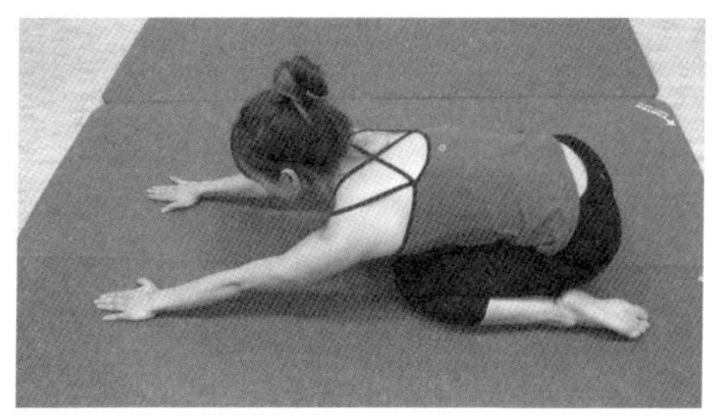

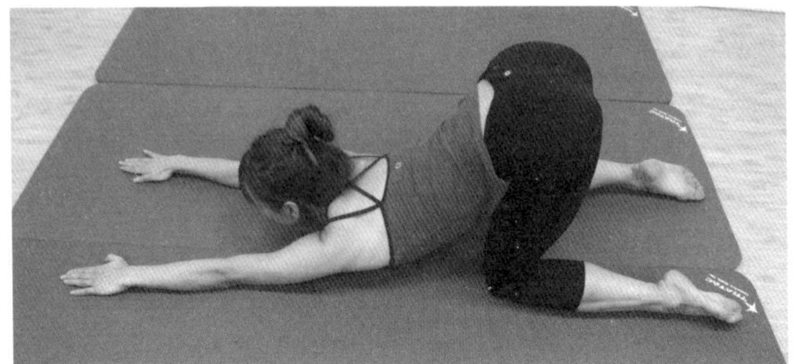

겨드랑이를 바닥으로 밀착

효과

어깨와 척추를 늘려주는 효과.

어깨와 척추, 요추 사용이 많았을 경우에 쉼을 주는 효과.

자궁을 자극하고 생리통 완화에 효과적임.

허리 쉼 자세

✔ **방법** 똑바로 누운 상태에서 두 다리를 모아 가슴으로 끌어 앉는다. 두 팔로 다리를 완전하게 감싸서 끌어앉는다. 들이쉬는 숨에 머리를 들어서 얼굴과 무릎이 가깝게 한다. 이때 요추가 바닥에 닿는 것을 인식하고 복부로 힘을 집중시키며 눈을 지그시 감고 숨을 내 쉰다. 충분히 자세가 유지되었으면 그 상태로 허리를 앞뒤로 살짝 굴려준다. 요추를 마사지하듯이 반복해준 후 서서히 머리를 내리고 팔을 풀어 편히 쉰다. 허리를 많이 사용했거나 허리의 통증이 있을 때 허리를 쉬게 해주는 자세이다.

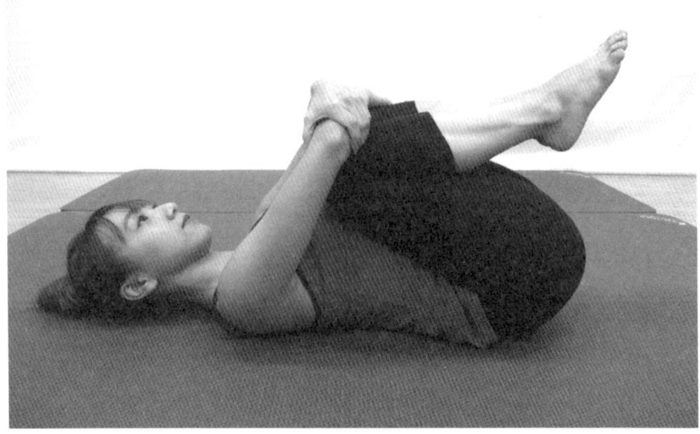

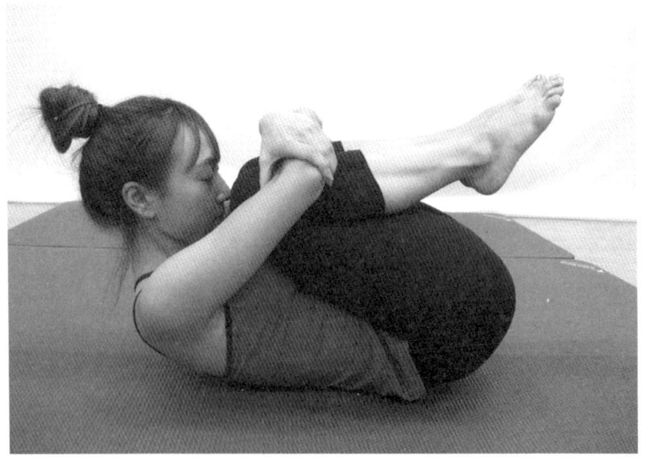

요추 전체가 바닥에 닿도록 자세를 유지한다

허리를 바닥에 닿게 해주기 때문에 쉼을 느끼게 되며 무리했던 허리를 중간에 한번씩 이 자세를 해줌으로 완충효과, 마사지 효과.

허리통증을 완화해주는 효과.

후굴 자세 후 쉼 자세

✔ **방법** 서 있는 자세에서 다리를 편하게 벌리고 두 발로 바닥 전체를 닿도록 의식을 갖는다. 들이쉬는 숨에 두 팔을 가슴 앞에서 모아 합장한다. 충분히 자세를 유지하며 내쉬는 숨으로 자세를 인지한다. 팔을 풀며 상체를 바닥으로 내려주고 두 손으로 바닥을 짚는다. 이때 두 발의 중심을 의식하고 두 무릎을 굽혀준다. 머리도 편안하게 내려주며 호흡한다. 두 손에도 중심을 나누어주고 자신의 신체를 인지한다. 엉덩이를 위로 들어올려서 요추가 펴질 수 있도록 유도하며 지나치게 상체를 다리 쪽으로 당겨서 무리하지 않는다.

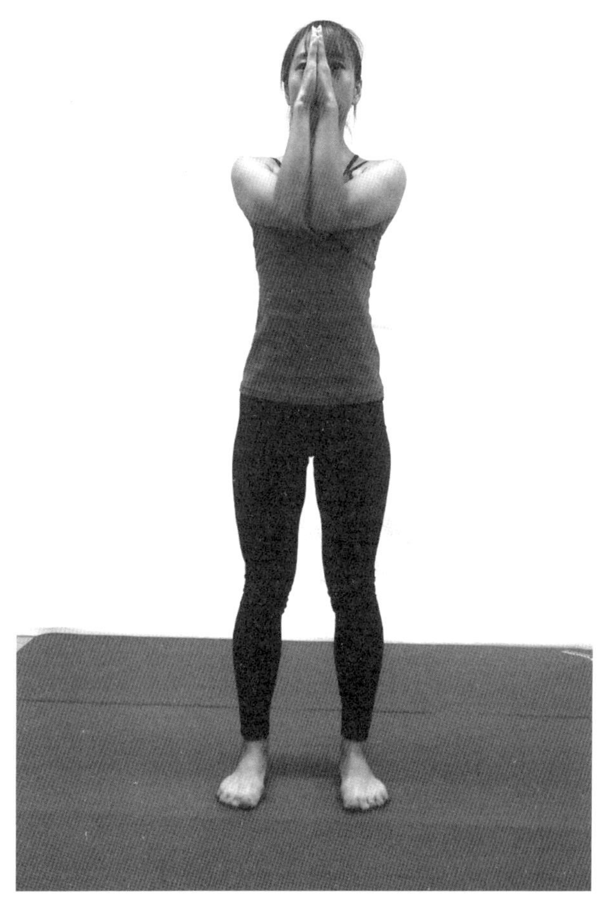

팔꿈치를 모으고 들이쉰 숨으로 자세를 시작한다

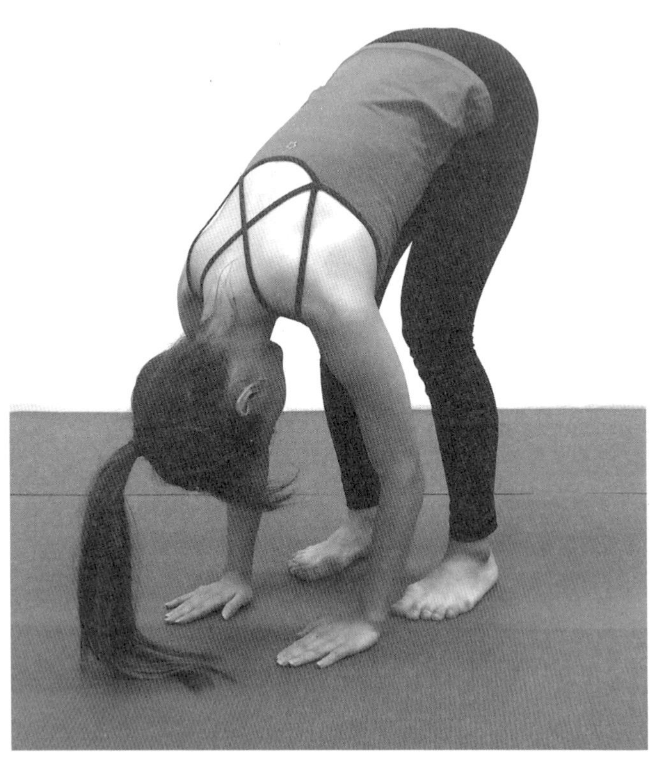

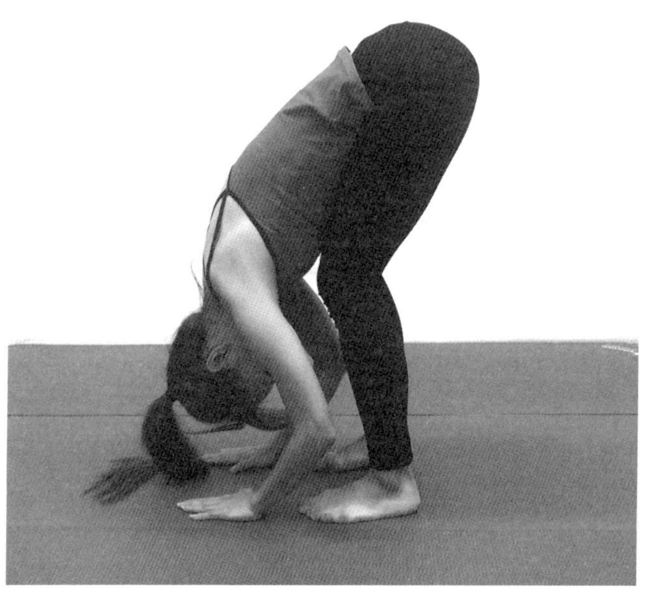

양손과 발에 중심을 두고 내쉬는 숨으로 편하게 자세를 유지한다

직립 자세, 활 자세 비튼 삼각 자세 등을 한 후 마무리 자세.

허리, 몸통, 다리, 목 등을 편안하게 해주는 효과.

손바닥, 발바닥을 바닥에 대면서 편안함을 의식하게 되는 효과.

point 요가는

수축과 이완을 함께 해준다.

기혈풀기부터 아사나, 쉼까지가 Point 요가의 완성이다.

한 번에 긴 시간 수련은 금지한다.

수련 시간은 30분~60분이 적당하다.

1일 30분씩 2~3회 반복하는 것이 좋다.

신체교정을 위한 Point 요가를 꾸준히 수련한 후에

다이어트를 위한 Point 요가를 진행하면 다이어트에 매우 효과적이다.

김현남

이화여자대학교 체육대학 무용과 및 대학원 졸업. 한양대학교 체육대학 박사과정 졸업 및 박사학위 취득(2003). 현재 한국체육대학교 생활무용학과 교수로서 현대무용과 요가를 가르치고 있으며, 한국현대무용협회 회장(2014.2~현재) 및 한국무용예술학회 부회장, 국립현대무용단 이사로 재임 중이다.

다이어트를 위한 Point YOGA

초판 1쇄 발행 2016년 2월 25일

지 은 이 김현남
펴 낸 이 최종숙
펴 낸 곳 글누림출판사

책임편집 이태곤
편　　집 문선희 박지인 권분옥 오정대 이소정
디 자 인 안혜진 이홍주
마 케 팅 박태훈 안현진

주　　소 서울시 서초구 동광로46길 6-6(반포4동 577-25) 문창빌딩 2층(우 06589)
전　　화 02-3409-2055(대표), 2058(영업), 2060(편집)
팩　　스 02-3409-2059
전자메일 nurim3888@hanmail.net
홈페이지 www.geulnurim.co.kr
등록번호 제303-2005-000038호(2005.10.5)

정 가 10,000원
ISBN 978-89-6327-339-6 13510

출력 / 인쇄 · 성환C&P **제책** · 동신제책사 **용지** · 에스에이치페이퍼